Indice

Artemis Saage

Gravidanza 40+: Guida alla Genitorialità Tardiva

Come rimanere incinta più velocemente, affrontare il parto tardivo e gestire la maternità in età avanzata con successo

131 Fonti
11 Foto / Grafica
17 Illustrazioni

Colophon

Saage Media GmbH
c/o SpinLab – The HHL Accelerator
Spinnereistraße 7
04179 Leipzig, Germany
E-Mail: contact@SaageMedia.com
Web: SaageMedia.com
Commercial Register: Local Court Leipzig, HRB 42755 (Handelsregister: Amtsgericht Leipzig, HRB 42755)
Managing Director: Rico Saage (Geschäftsführer)
VAT ID Number: DE369527893 (USt-IdNr.)

Editore: Saage Media GmbH
Pubblicazione: 01.2025
Design della copertina: Saage Media GmbH
ISBN Brossura: 978-3-384-48615-8
ISBN Ebook: 978-3-384-48616-5

Note legali / Avvisi

I link esterni e i riferimenti alle fonti elencati in questo libro sono stati verificati al momento della pubblicazione. L'autore non ha alcuna influenza sulla progettazione e sui contenuti attuali e futuri delle pagine collegate. Il fornitore del sito web collegato è l'unico responsabile per contenuti illegali, errati o incompleti e per danni derivanti dall'uso o dal mancato uso delle informazioni, non chi fa riferimento alla rispettiva pubblicazione tramite link. Tutte le fonti esterne utilizzate sono elencate nella bibliografia. Nonostante l'accurato controllo dei contenuti, non ci assumiamo alcuna responsabilità per i contenuti di fonti esterne. Gli operatori delle fonti citate sono gli unici responsabili del loro contenuto. Immagini e fonti di terzi sono contrassegnate come tali. La riproduzione, l'elaborazione, la distribuzione e qualsiasi tipo di sfruttamento al di fuori dei limiti del diritto d'autore richiedono il consenso scritto dell'autore o del creatore.
I riferimenti alle fonti e le citazioni contenuti in questo libro sono stati accuratamente ricercati e riprodotti nel loro significato essenziale. L'interpretazione e la presentazione dei contenuti citati riflettono il punto di vista dell'autore e non necessariamente coincidono con l'intenzione o l'opinione degli autori originali. Nel caso di citazioni concettuali, i messaggi chiave delle fonti originali sono stati incorporati nel contesto di quest'opera secondo scienza e coscienza, ma potrebbero differire dalle formulazioni e sfumature di significato originali a causa della trasposizione e semplificazione. Tutte le fonti utilizzate sono elencate completamente nella bibliografia e possono essere consultate nell'originale. La responsabilità dell'interpretazione e dell'inserimento contestuale dei contenuti citati è dell'autore di questo libro. Per questioni scientifiche e informazioni dettagliate, si raccomanda di consultare le fonti originali. L'autore si è sforzato di presentare argomenti scientifici complessi in modo comprensibile al pubblico generale. Non si possono escludere semplificazioni e generalizzazioni. Non si può garantire l'accuratezza tecnica e la completezza delle presentazioni semplificate. La riproduzione concettuale delle citazioni e delle conoscenze scientifiche avviene secondo scienza e coscienza nel rispetto del diritto di citazione ai sensi del § 51 della legge sul diritto d'autore. Nella semplificazione e trasposizione e, se necessario, traduzione di contenuti scientifici in un linguaggio comprensibile al pubblico generale, potrebbero perdersi sfumature di significato e dettagli tecnici. Per scopi accademici e per l'uso come riferimento scientifico, si raccomanda espressamente di fare riferimento alle fonti originali. La presentazione semplificata serve esclusivamente all'informazione divulgativa.
Genitori oltre i 40: La guida pratica per la maternità tardiva
Questo libro è stato creato utilizzando l'intelligenza artificiale e altri strumenti. Tra l'altro, sono stati utilizzati strumenti per la ricerca, la scrittura/redazione e la generazione di illustrazioni decorative. Nonostante i controlli, non si possono escludere completamente gli errori. Vorremmo sottolineare che l'uso dell'IA serve come strumento di supporto per offrire ai nostri lettori un'esperienza di lettura di alta qualità e stimolante.
Questo libro è stato tradotto dal tedesco. Non si possono escludere completamente deviazioni dall'originale o errori di traduzione. Tutte le fonti citate nel libro sono disponibili in inglese. Non ci assumiamo alcuna responsabilità per eventuali imprecisioni o malintesi di contenuto derivanti dalla traduzione.

Cari lettori,

vi ringrazio di cuore per aver scelto questo libro. Con la vostra scelta mi avete dato non solo la vostra fiducia, ma anche parte del vostro prezioso tempo. Lo apprezzo molto.
Genitori oltre i 40: La guida pratica per la maternità tardiva
Vi auguro ora una lettura stimolante e illuminante. Se avete suggerimenti, critiche o domande, apprezzo il vostro feedback. Solo attraverso uno scambio attivo con voi lettori le future edizioni e opere potranno diventare ancora migliori. Restate curiosi!

Artemis Saage
Saage Media GmbH

- support@saagemedia.com
- Spinnereistraße 7 - c/o SpinLab – The HHL Accelerator, 04179 Leipzig, Germany

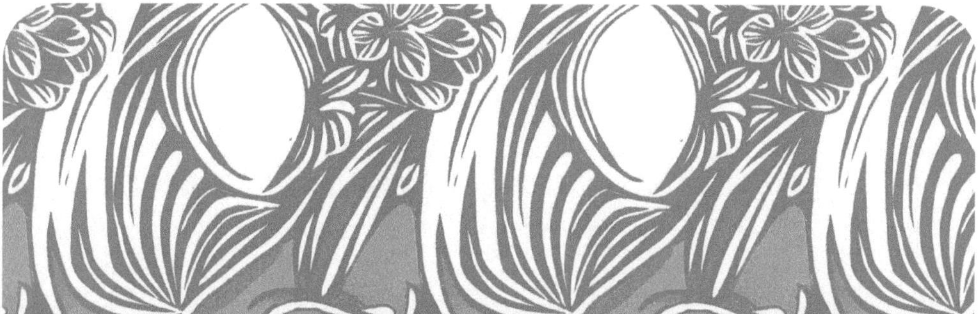

Introduzione

Per offrirvi la migliore esperienza di lettura possibile, desideriamo familiarizzarvi con le caratteristiche principali di questo libro. I capitoli sono disposti in ordine logico, permettendovi di leggere il libro dall'inizio alla fine. Allo stesso tempo, ogni capitolo e sottocapitolo è stato concepito come un'unità indipendente, così potete anche leggere selettivamente sezioni specifiche di particolare interesse. Ogni capitolo si basa su un'accurata ricerca ed è corredato di riferimenti completi. Tutte le fonti sono direttamente collegate, permettendovi di approfondire l'argomento se interessati. Anche le immagini integrate nel testo includono appropriate citazioni delle fonti e collegamenti. Una panoramica completa di tutte le fonti e dei crediti delle immagini si trova nell'appendice collegata. Per trasmettere efficacemente le informazioni più importanti, ogni capitolo si conclude con un riassunto conciso. I termini tecnici sono sottolineati nel testo e spiegati in un glossario collegato posto direttamente sotto.

Per un rapido accesso ai contenuti online aggiuntivi, puoi scansionare i codici QR con il tuo smartphone.

Materiali bonus aggiuntivi sul nostro sito web
Sul nostro sito web mettiamo a disposizione i seguenti materiali esclusivi:

- Contenuti bonus e capitoli aggiuntivi
- Un riepilogo complessivo compatto
- Un file PDF con tutti i riferimenti
- Ulteriori consigli di lettura

Il sito web è attualmente in costruzione.

SaageBooks.com/it/genitorialita_dopo_i_40-bonus-MTZQA7

1. 0. 0. Desiderio di maternità e fertilità dopo i 40

Il desiderio di avere figli dopo i 40 anni solleva molte domande: quanto realmente diminuisce la fertilità con l'aumentare dell'età? Quali processi biologici giocano un ruolo in questo? E quali opportunità offre la medicina moderna per realizzare il sogno di avere un bambino anche in età avanzata? La pianificazione familiare nella nostra società si sta spostando sempre più in avanti nel tempo. Carriera, scelta del partner e sviluppo personale portano molte persone a riflettere sulla procreazione solo in un secondo momento. Allo stesso tempo, l'orologio biologico ticchetta - per donne e uomini, sebbene in modo diverso. Questo capitolo esplora i complessi cambiamenti ormonali e biologici che accompagnano l'età. Mostra strategie basate su evidenze per ottimizzare la fertilità e fornisce una panoramica delle attuali opzioni di trattamento nella medicina della riproduzione. È evidente che un desiderio di avere figli tardivo rappresenta una sfida particolare, ma grazie alla medicina moderna non è più un'impossibilità. Le pagine seguenti offrono informazioni solide per tutti coloro che si confrontano con il tema del desiderio di maternità dopo i 40 anni - sia come persone direttamente interessate che come professionisti medici che accompagnano le coppie in questo percorso.

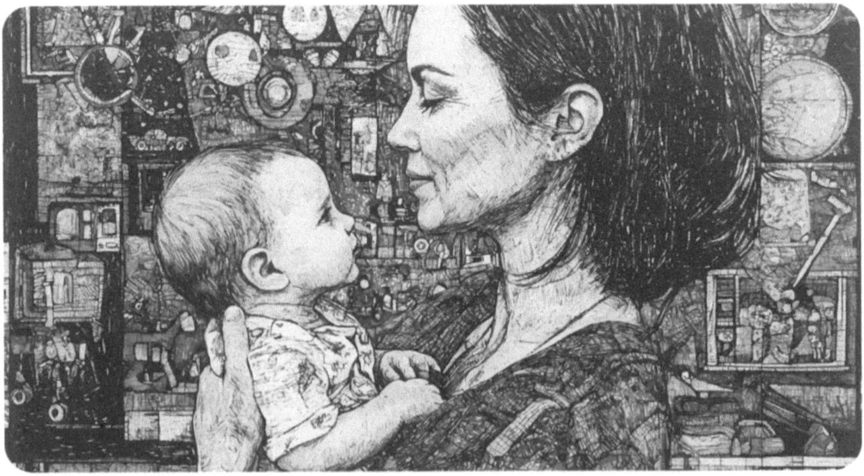

1. 1. 0. Basi biologiche

I processi biologici che determinano la nostra fertilità sono complessi e dinamici. Cosa succede nel nostro corpo quando invecchiamo? Quali cambiamenti ormonali influenzano la nostra capacità riproduttiva dopo i 40 anni? E come incide concretamente l'età sulla qualità degli ovuli e degli spermatozoi? Negli ultimi anni, la scienza ha ottenuto importanti risultati sulle basi biologiche della fertilità in età avanzata. Dalla dimensione molecolare agli effetti visibili sulla capacità riproduttiva, emerge un quadro differenziato dei cambiamenti legati all'età - sia nelle donne che negli uomini. Queste scoperte non sono solo fondamentali per comprendere la propria fertilità, ma costituiscono anche la base per approcci terapeutici moderni e misure preventive. Una conoscenza approfondita delle basi biologiche consente di sviluppare aspettative realistiche e prendere decisioni informate. I seguenti paragrafi approfondiranno i principali aspetti in dettaglio.

> *„Dal 37° anno di età, il declino delle cellule uovo accelera notevolmente, con conseguenze significative per la fertilità."*

1. 1. 1. Cambiamenti ormonali con l'età

Con l'avanzare dell'età, sia gli uomini che le donne attraversano significativi cambiamenti ormonali che possono influenzare vari aspetti della loro salute e del loro benessere. Questi cambiamenti riguardano tre importanti sistemi ormonali: gli ormoni sessuali (estrogeno e testosterone), Deidroepiandrosterone e l'asse del fattore di crescita simile all'insulina/ormone della crescita [s1].

Negli uomini, il processo di invecchiamento ormonale inizia lentamente. Dopo i 30 anni, il livello di testosterone diminuisce annualmente dell'1-2% [s2]. Questa fase, nota come Andropausa, si manifesta tipicamente tra la fine dei 40 e l'inizio dei 50 anni [s3]. Un aspetto particolarmente importante è la diminuzione delle cellule di Leydig nei testicoli - negli uomini oltre i 40 anni, il loro numero può essere ridotto fino al 44% [s2]. Ciò porta a una produzione di testosterone ridotta, ulteriormente aggravata da una crescente insensibilità dell'asse ipotalamo-ipofisi-testoesterone.

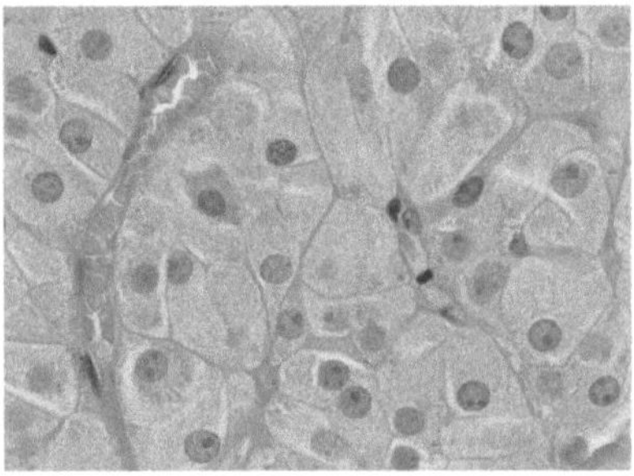

cellule di Leydig [i1]

I sintomi dell'andropausa possono essere vari e si sviluppano generalmente in modo graduale. Gli uomini colpiti riferiscono frequentemente di:
- Perdita di libido e disfunzione erettile
- Diminuzione della massa muscolare con aumento del grasso corporeo
- Variazioni dell'umore e stati depressivi
- Vitalità ridotta e mancanza di motivazione
- Disturbi del sonno e difficoltà di concentrazione [s3] [s2]

È importante sapere che circa il 90% dei casi di disfunzione erettile è attribuibile a problemi medici e non all'età stessa [s4]. Pertanto, è consigliabile un controllo medico regolare per distinguere tra cambiamenti legati all'età e malattie che necessitano di trattamento. Negli uomini, il processo di invecchiamento ormonale si svolge in modo diverso rispetto alle donne. La menopausa, che si verifica tipicamente tra i 45 e i 55 anni, segna la fine degli anni riproduttivi [s5]. Questa fase è caratterizzata dalla perdita della funzione follicolare ovarica e da un notevole calo dei livelli di estrogeno. La fase di transizione, nota come Perimenopausa, può durare diversi anni e comporta vari cambiamenti fisici ed emotivi.

I sintomi tipici della menopausa includono:
- Vampate di calore e sudorazione notturna
- Cicli mestruali irregolari
- Secchezza vaginale
- Disturbi del sonno
- Variazioni dell'umore [s5]

Un aspetto particolarmente importante dell'invecchiamento ormonale è l'influenza sulla salute delle ossa. La carenza di estrogeno durante la menopausa può portare a una perdita accelerata della densità ossea, aumentando il rischio di osteoporosi [s5]. Pertanto, misurazioni regolari della densità ossea e un'adeguata assunzione di calcio e vitamina D sono particolarmente importanti.

Per entrambi i sessi, uno stile di vita sano può influenzare positivamente gli effetti dei cambiamenti ormonali. Si raccomandano:
- Attività fisica regolare per mantenere la forza muscolare e la densità ossea
- Dieta equilibrata con adeguate proteine e micronutrienti essenziali
- Gestione dello stress e sonno sufficiente
- Controlli medici regolari

I meccanismi molecolari dell'invecchiamento sono sempre più compresi. Studi hanno dimostrato che durante l'invecchiamento testicolare oltre 1500 mRNA e 715 lncRNA mostrano variazioni nei loro livelli [s6]. Questa migliore comprensione dei meccanismi sottostanti potrebbe portare in futuro a approcci terapeutici più mirati. È importante sottolineare che i cambiamenti ormonali con l'età sono un processo naturale che può variare notevolmente da individuo a individuo. Mentre alcune persone sviluppano sintomi molto pronunciati, altre attraversano questa fase con minimi disagi. Una comunicazione aperta con il medico e, se necessario, la considerazione di opzioni terapeutiche possono aiutare a mantenere la qualità della vita in questa fase di transizione.

Glossario

Andropausa
Conosciuta anche come 'menopausa maschile', descrive la fase di cambiamento ormonale nell'uomo, che di solito inizia tra i 40 e i 60 anni ed è caratterizzata da una ridotta produzione dell'ormone maschile testosterone.

Cellula di Leydig
Cellule speciali nel tessuto testicolare, responsabili della produzione dell'ormone sessuale maschile testosterone e di altri ormoni importanti.

Deidroepiandrosterone
Un ormone della corteccia surrenale, che funge da precursore per la produzione di ormoni sessuali e il cui livello diminuisce continuamente a partire dai 25 anni.

lncRNA
Lunghe ribonucleine non codificanti, che svolgono importanti funzioni regolatorie nella cellula e possono controllare l'attività genica.

mRNA
Molecole che trasportano informazioni genetiche dal nucleo cellulare ai ribosomi, dove servono come istruzioni per la produzione di proteine.

Perimenopausa
Il periodo prima della vera e propria menopausa, che può durare da 2 a 8 anni e in cui il corpo femminile inizia a modificare la produzione ormonale.

1. 1. 2. Qualità degli ovuli e finestra di fertilità

L'orologio biologico delle donne ticchetta inesorabilmente: già prima della nascita, il numero massimo di ovuli è stabilito. Il picco viene raggiunto nella 20ª settimana di gravidanza, dopodiché inizia un continuo declino [s7]. A partire dai 37 anni, questo processo accelera notevolmente, con conseguenze significative per la fertilità [s7]. La qualità degli ovuli è determinata da due fattori decisivi: la quantità (numero di ovuli rimanenti) e la qualità (potenziale di sviluppo) [s8]. In particolare, la qualità degli ovuli diminuisce con l'avanzare dell'età. Ciò si manifesta, tra l'altro, in un aumento del tasso di anomalie cromosomiche (Aneuploidie) - per le donne oltre i 40 anni, il rischio è dieci volte superiore rispetto alle 25enni [s7]. I meccanismi molecolari di questa riduzione della qualità sono molteplici: i danni al DNA si accumulano, la funzione delle mitocondri peggiora e si verificano cambiamenti nell'espressione proteica [s9]. Un gene chiave recentemente identificato, chiamato TOP2B, gioca un ruolo importante: la sua attività ridotta porta a disturbi dello sviluppo negli embrioni precoci [s9]. Per le donne che desiderano avere figli, ciò significa: le migliori possibilità di una gravidanza di successo si hanno nei primi 20 anni [s10]. A partire dai 35 anni, le donne che non riescono a rimanere incinte entro 6 mesi dovrebbero consultare una clinica specializzata in fertilità [s7]. Per le donne oltre i 40 anni, le probabilità di successo con i trattamenti convenzionali sono notevolmente ridotte - qui la fecondazione in vitro (IVF) può essere l'opzione migliore [s11].

Misure pratiche possono influenzare positivamente la qualità degli ovuli:
- Una dieta ricca di omega-3 si è dimostrata vantaggiosa in studi, mentre un alto contenuto di acidi grassi omega-6 mostra effetti negativi [s12]
- Gli antiossidanti possono ridurre lo stress ossidativo, che compromette la qualità degli ovuli [s13]
- Integratori specifici possono supportare la funzione mitocondriale [s14]

La riserva ovarica può essere valutata attraverso vari test, con l'ormone anti-Müller (AMH) considerato il marcatore più affidabile [s10]. Tuttavia, è importante sapere: questi test dicono di più sulla quantità che sulla qualità degli ovuli [s8]. Un alto valore di AMH può aumentare la possibilità di avere più embrioni trasferibili per ciclo IVF, ma non garantisce una gravidanza di successo [s15]. Per le donne oltre i 40 anni, la donazione di ovuli rappresenta spesso l'opzione di trattamento più efficace [s11]. I tassi di gravidanza sono significativamente più elevati rispetto all'uso di ovuli propri. Questa opzione deve però essere ben ponderata e richiede una consulenza approfondita. Un'attenzione particolare dovrebbe essere rivolta alla prevenzione dei danni al DNA. Lo stress ossidativo, che è particolarmente elevato nelle donne con endometriosi, può compromettere ulteriormente la qualità degli ovuli [s13]. Tecniche moderne come la diagnosi preimpianto (PGT-A) possono aiutare a identificare embrioni cromosomicamente normali, migliorando così le probabilità di successo [s13]. La diminuzione della fertilità con l'età è un'interazione complessa di vari fattori. Oltre alla qualità degli ovuli, anche lo stato di salute generale e la funzionalità degli organi riproduttivi giocano un ruolo importante [s10]. Un confronto precoce con il tema del desiderio di avere figli e, se necessario, misure preventive come Social Freezing possono rendere la pianificazione familiare più flessibile.

Glossario

Aneuploidie

Una modifica del numero di cromosomi, in cui mancano o sono presenti cromosomi aggiuntivi. Questo può portare a disturbi dello sviluppo o aborti.

Mitocondrio

Piccole organelli cellulari che fungono da 'centrali energetiche della cellula', fornendo l'energia necessaria per tutti i processi vitali. La loro funzione è particolarmente importante per lo sviluppo degli ovuli.

Ormone anti-Müller

Un ormone prodotto dalle ovaie, che funge da biomarker per la riserva di ovuli rimanente di una donna. Maggiore è il valore, maggiore è la riserva di ovuli.

Riserva ovarica

L'intero stock di ovuli nelle ovaie di una donna, disponibile per future gravidanze.

Social Freezing

Il congelamento precauzionale di ovuli non fecondati in età più giovane, per poterli utilizzare in un secondo momento per una gravidanza.

1. 1. 3. Fertilità maschile in età avanzata

A differenza della fertilità femminile, che è caratterizzata da una fine ben definita della capacità riproduttiva, il declino della fertilità maschile avviene in modo graduale e meno evidente. Tuttavia, studi scientifici mostrano cambiamenti significativi nella qualità degli spermatozoi legati all'età, rilevanti per gli uomini con desiderio di paternità tardiva [s16]. A partire dai 35 anni, iniziano a verificarsi cambiamenti misurabili nei parametri spermatici. Il volume dell'eiaculato diminuisce continuamente, con un calo particolarmente evidente a partire dai 35,5 anni [s16]. Parallelamente, anche altri parametri importanti come il numero di spermatozoi, la motilità e la morfologia degli spermatozoi peggiorano. La motilità degli spermatozoi si riduce di circa l'1,2% ogni 5 anni di vita [s16]. Particolarmente significativi sono i cambiamenti molecolari negli spermatozoi degli uomini più anziani. L'integrità del DNA diminuisce con l'età, manifestandosi in un aumento della frammentazione del DNA [s17]. Gli uomini oltre i 40 anni presentano un tasso di danni al DNA nei loro spermatozoi significativamente più elevato rispetto agli uomini più giovani - il rischio è più di due volte superiore [s18]. Questi danni sono principalmente causati dallo stress ossidativo e da una ridotta capacità di riparazione del DNA. Un aspetto affascinante sono i cambiamenti epigenetici nel spermatozoo epigenoma degli uomini più anziani. Studi hanno dimostrato che questi cambiamenti si verificano più frequentemente delle mutazioni genetiche [s19]. I modelli di metilazione alterati riguardano principalmente geni associati allo sviluppo del sistema nervoso, il che potrebbe avere ripercussioni sulla salute della prole. Per le coppie che desiderano avere figli, queste scoperte significano che anche l'età dell'uomo dovrebbe essere presa in considerazione nella pianificazione familiare. Il tempo necessario per concepire si allunga con l'aumentare dell'età dell'uomo e il rischio di aborti spontanei aumenta [s20]. Nelle tecniche di riproduzione assistita come la fecondazione in vitro, i tassi di successo diminuiscono con l'aumentare dell'età dell'uomo [s16].

Raccomandazioni pratiche per gli uomini con desiderio di paternità tardiva:
- Eseguire regolarmente spermiogrammi a partire dai 35 anni per monitorare la qualità degli spermatozoi
- Ridurre lo stress ossidativo attraverso una dieta sana e uno stile di vita equilibrato
- Evitare fattori che possono ulteriormente compromettere la qualità degli spermatozoi, come fumo, consumo eccessivo di alcol e sovrappeso [s21]

Lo sviluppo sociale mostra una chiara tendenza verso paternità più tardive [s22]. Questa tendenza è favorita da vari fattori come l'aumento dell'aspettativa di vita, l'uso diffuso di contraccettivi e i matrimoni tardivi. Per gli uomini che desiderano avere figli, è importante sapere che sebbene la capacità di concepire non finisca bruscamente, la qualità degli spermatozoi e quindi le possibilità di una gravidanza di successo diminuiscono con l'età. Curiosamente, studi mostrano anche correlazioni tra l'età paterna e la salute della prole. I bambini di padri oltre i 40 anni hanno un rischio maggiore di sviluppare determinate disabilità dello sviluppo, sebbene il rischio assoluto per l'individuo rimanga basso [s23] [s20]. Per una pianificazione familiare ottimale, è quindi consigliabile affrontare precocemente il tema della fertilità. Gli uomini che pianificano una paternità tardiva dovrebbero essere consapevoli delle possibili sfide e considerare misure preventive come la crioconservazione degli spermatozoi in età più giovane.

Glossario

Crioconservazione
Un metodo per la conservazione a lungo termine di materiale biologico mediante congelamento a temperature molto basse, di solito in azoto liquido a -196°C.

Frammentazione del DNA
Un processo in cui l'informazione genetica negli spermatozoi si rompe in pezzi più piccoli, compromettendo la qualità degli spermatozoi e la capacità di fecondazione.

Modelli di metilazione
Marcatori chimici specifici sul DNA che possono regolare l'attività dei geni come un interruttore molecolare.

Spermatozoo epigenoma
L'insieme di tutti i marcatori chimici sul DNA degli spermatozoi che regolano l'attività genica senza alterare la sequenza del DNA stesso.

Spermiogramma
Un esame di laboratorio standardizzato per valutare vari parametri qualitativi degli spermatozoi come numero, forma e motilità.

Riepilogo - 1. 1. Basi biologiche

- La produzione di testosterone negli uomini diminuisce annualmente dell'1-2% dopo i 30 anni.
- Negli uomini oltre i 40 anni, il numero di cellule di Leydig è ridotto fino al 44%.
- Il 90% dei casi di disfunzione erettile ha cause mediche e non è legato all'età.
- Durante l'invecchiamento testicolare, oltre 1500 mRNA e 715 lncRNA mostrano cambiamenti.
- La riserva di ovociti raggiunge il suo picco nella 20ª settimana di gravidanza.
- Nelle donne oltre i 40 anni, il rischio di anomalie cromosomiche è dieci volte superiore rispetto alle 25enni.
- Il gene TOP2B gioca un ruolo chiave nei disturbi dello sviluppo degli embrioni precoci.
- Una dieta ricca di omega-3 migliora la qualità degli ovociti, mentre gli acidi grassi omega-6 hanno effetti negativi.
- L'ormone anti-Mülleriano (AMH) è considerato il marcatore più affidabile per la riserva ovarica.
- Il volume dell'eiaculato inizia a diminuire significativamente a partire dai 35,5 anni.
- La motilità degli spermatozoi si riduce dell'1,2% ogni 5 anni di vita.
- Gli uomini oltre i 40 anni hanno un rischio doppio di danni al DNA negli spermatozoi.
- Le modifiche epigenetiche nell'epigenoma spermatico si verificano più frequentemente delle mutazioni genetiche.
- I modelli di metilazione alterati colpiscono in particolare i geni dello sviluppo del sistema nervoso.

1. 2. 0. Ottimizzazione della fertilità

Ottimizzare la fertilità dopo i 40 anni presenta sfide particolari per molte persone. Come si può supportare al meglio la fertilità naturale in questa fase della vita? Quale ruolo giocano alimentazione, esercizio fisico e altri fattori legati allo stile di vita? Sebbene l'orologio biologico non possa essere fermato, studi scientifici dimostrano che modifiche mirate dello stile di vita possono influenzare positivamente le possibilità di gravidanza anche negli anni successivi. La complessità dell'argomento solleva ulteriori domande: quali misure concrete sono realmente efficaci? Come possono essere integrate in modo sostenibile nella vita quotidiana? E quali fattori individuali devono essere presi in considerazione? Le pagine seguenti offrono strategie basate su evidenze e raccomandazioni pratiche, specificamente adattate alle esigenze di persone oltre i 40 anni che desiderano avere figli. Le attuali scoperte di ricerca mostrano: anche piccoli cambiamenti possono fare una differenza significativa.

> *„Un indice di massa corporea (IMC) compreso tra 18,5 e 30 è considerato ottimale per la fertilità."*

1. 2. 1. Adattamenti dello stile di vita per una maggiore fertilità

L'ottimizzazione della fertilità attraverso adattamenti dello stile di vita gioca un ruolo centrale, soprattutto per le persone oltre i 40 anni. Le evidenze scientifiche mostrano che cambiamenti mirati nella vita quotidiana possono migliorare significativamente le possibilità di una gravidanza [s24]. Una dieta equilibrata costituisce la base dell'ottimizzazione della fertilità. È particolarmente raccomandata la dieta mediterranea, ricca di proteine vegetali, acidi grassi omega-3 e verdure di stagione [s25]. Ciò significa concretamente consumare quotidianamente almeno cinque porzioni di frutta e verdura di diversi colori, integrare proteine magre come legumi o pesce e utilizzare grassi sani come l'olio d'oliva [s26]. È importante evitare alimenti altamente trasformati, grassi trans e carboidrati raffinati [s25]. Il peso corporeo gioca un ruolo decisivo: un indice di massa corporea (BMI) compreso tra 18,5 e 30 è considerato ottimale per la fertilità [s25]. Per raggiungere o mantenere questo valore, si consiglia un'attività fisica moderata di almeno 30 minuti nella maggior parte dei giorni della settimana [s27]. In pratica, ciò potrebbe significare percorrere a piedi il tragitto per andare al lavoro, utilizzare le scale invece dell'ascensore o andare a nuotare regolarmente. Tuttavia, è fondamentale evitare un allenamento eccessivo, poiché questo può influenzare negativamente la fertilità [s28]. Particolare attenzione merita la supplementazione di nutrienti importanti. Tre mesi prima del concepimento pianificato, si dovrebbe iniziare a prendere acido folico [s25]. Anche altri micronutrienti come la vitamina D, la vitamina E e la B12 giocano un ruolo importante [s28] [s29]. Quando si utilizza il metformina, è particolarmente importante monitorare i livelli di B12 [s29]. L'astensione da sostanze nocive e tossiche è un altro aspetto importante. Fumare e consumare alcolici dovrebbero essere completamente evitati, poiché influiscono negativamente sulla fertilità [s28]. Il consumo di alcol è particolarmente critico durante la finestra fertile e nelle due settimane successive [s26]. Anche l'esposizione a sostanze inquinanti ambientali dovrebbe essere ridotta al minimo [s30]. Ciò può essere ottenuto utilizzando prodotti per la casa privi di sostanze tossiche, evitando imballaggi in plastica per gli alimenti e ventilando regolarmente gli ambienti. La gestione dello stress è un fattore spesso sottovalutato. Lo yoga e la terapia cognitivo-comportamentale si sono dimostrati metodi efficaci [s28]. Un approccio pratico potrebbe essere pianificare quotidianamente 15 minuti di meditazione o esercizi di respirazione e stabilire rituali di rilassamento regolari. Per le donne con PCOS, specifici adattamenti dello stile di vita sono particolarmente importanti. Oltre alle misure già menzionate, l'assunzione di inositolo può migliorare la sensibilità all'insulina e il tasso di ovulazione. In combinazione con la melatonina, può anche influenzare positivamente la qualità degli ovociti [s29]. L'ottimizzazione del timing dei giorni fertili è anch'essa cruciale. La massima probabilità di concepimento si verifica nei due giorni precedenti all'ovulazione [s30]. L'uso di kit per il test dell'ovulazione e l'osservazione del muco cervicale possono aiutare a sfruttare al meglio questa finestra temporale. È importante comprendere che questi adattamenti dovrebbero idealmente avvenire a lungo termine, anche se una gravidanza non è pianificata immediatamente [s24]. La consulenza di professionisti medici può aiutare a sviluppare un piano personalizzato [s31]. In particolare, per chi desidera avere figli oltre i 40 anni, dovrebbero essere considerate anche opzioni come la kryokonservierung degli ovociti [s31].

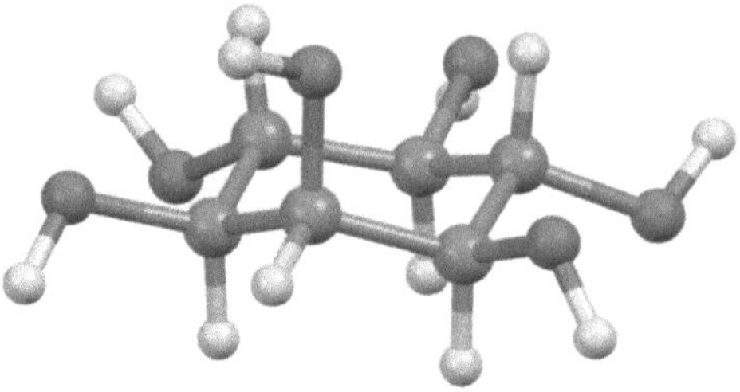

Inositolo [i2]

Glossario

Indice di massa corporea
Una misura medica per valutare il peso corporeo in relazione all'altezza, calcolata dividendo il peso (kg) per l'altezza (m) al quadrato

Inositolo
Una sostanza simile a una vitamina, presente naturalmente nel corpo, che gioca un ruolo importante nella trasmissione dei segnali ormonali

Sindrome dell'ovaio policistico
Un disturbo ormonale nelle donne, in cui si formano molte piccole cisti nelle ovaie e vari processi metabolici possono essere compromessi

1. 2. 2. Strategie nutrizionali per favorire il concepimento

Una strategia nutrizionale mirata gioca un ruolo centrale nel favorire il concepimento, specialmente per le persone oltre i 40 anni. La ricerca scientifica dimostra che approcci nutrizionali specifici possono migliorare significativamente la fertilità. La dieta mediterranea si è rivelata particolarmente vantaggiosa [s32]. Un approccio pratico è l'integrazione di una "dieta speciale", che comprende i seguenti componenti: abbondanti cereali integrali, frutta e verdura coltivate con metodi a basso contenuto di pesticidi, frutti di mare e prodotti lattiero-caseari e di soia di alta qualità. In concreto, ciò significa, ad esempio, integrare quotidianamente due porzioni di cereali integrali come fiocchi d'avena a colazione e riso integrale a cena. Particolare attenzione merita la qualità degli alimenti. Frutta e verdura fresche e non lavorate dovrebbero essere prioritarie, poiché i loro antiossidanti possono prevenire danni al DNA degli ovociti [s33]. Un consiglio pratico è quello di creare un piano alimentare settimanale e cercare attivamente prodotti di stagione e biologici. I prodotti a base di carne lavorata dovrebbero invece essere evitati. Per gli uomini, una strategia nutrizionale specifica per migliorare la qualità dello sperma è importante. Una dieta ricca di carboidrati complessi, fibre, acido folico e licopene può essere di supporto [s34]. Nella pratica, ciò significa, ad esempio, consumare regolarmente prodotti a base di pomodoro (ricchi di licopene) e cereali integrali (fonte di fibre). La supplementazione gioca un ruolo complementare importante. Una volta pianificata una gravidanza, dovrebbero essere assunti integratori vitaminici pre-concezionali di alta qualità [s35]. Coenzima Q10 si è dimostrato particolarmente promettente per le donne più anziane, poiché supporta la produzione di energia negli ovociti. Una raccomandazione pratica è quella di creare un piano di supplementazione in consultazione con il medico curante. Per le pazienti con pcos, una consulenza nutrizionale personalizzata è particolarmente importante [s36]. La restrizione calorica gioca un ruolo centrale nel migliorare l'iperandrogenismo. Un approccio pratico potrebbe essere quello di sviluppare un piano personalizzato con un nutrizionista, che sia attuabile a lungo termine. Curiosamente, gli studi mostrano che un cambiamento nello stile alimentare potrebbe essere più importante di una semplice riduzione del peso prima del concepimento [s37]. È fondamentale prestare particolare attenzione a un'adeguata fornitura di micronutrienti, poiché la malnutrizione è comune anche tra le persone in sovrappeso.

Un piano settimanale pratico potrebbe apparire come segue:
- Colazione: Muesli integrale con frutti di bosco freschi e noci
- Pranzo: Pesce alla griglia con verdure e quinoa
- Cena: Stufato di verdure colorate con legumi
- Snack: Frutta fresca, noci, yogurt

L'implementazione di queste strategie nutrizionali richiede pianificazione e preparazione. È consigliabile creare un piano settimanale, preparare i pasti e rifornire regolarmente le scorte di alimenti freschi. Investire in attrezzature da cucina di alta qualità, come una vaporiera o un frullatore, può facilitare la preparazione di pasti sani. La sostenibilità del cambiamento alimentare è cruciale per il successo. Invece di diete radicali, dovrebbero essere apportate modifiche graduali che possano essere mantenute a lungo termine. Verifiche e aggiustamenti regolari del piano alimentare in collaborazione con professionisti possono aiutare a ottimizzare la strategia e mantenere alta la motivazione.

Glossario

Iperandrogenismo
Un disturbo ormonale in cui il corpo produce troppi ormoni maschili (androgeni), che può manifestarsi con aumento della peluria, acne e irregolarità mestruali

Licopene
Un pigmento vegetale rosso appartenente al gruppo dei carotenoidi, che ha un forte effetto antiossidante e può proteggere il DNA da influenze dannose

Riepilogo - 1. 2. Ottimizzazione della fertilità

- La dieta mediterranea, ricca di proteine vegetali e acidi grassi omega-3, migliora comprovabilmente la fertilità.
- Un BMI compreso tra 18,5 e 30 è considerato ottimale per la fertilità.
- Tre mesi prima del concepimento programmato, è consigliato iniziare la supplementazione di acido folico.
- In caso di assunzione di Metformina, è particolarmente importante prestare attenzione ai livelli adeguati di B12.
- La combinazione di Inositolo e Melatonina può migliorare la qualità degli ovociti nelle donne con PCOS.
- La massima probabilità di concepimento si verifica nei due giorni precedenti all'ovulazione.
- Il Coenzima Q10 supporta in particolare la produzione di energia negli ovociti delle donne più anziane.
- Una dieta ricca di licopene migliora la qualità dello sperma negli uomini.
- La restrizione calorica gioca un ruolo centrale nel miglioramento dell'iperandrogenismo nelle donne con PCOS.
- La qualità del cambiamento alimentare è più importante della semplice riduzione del peso prima del concepimento.

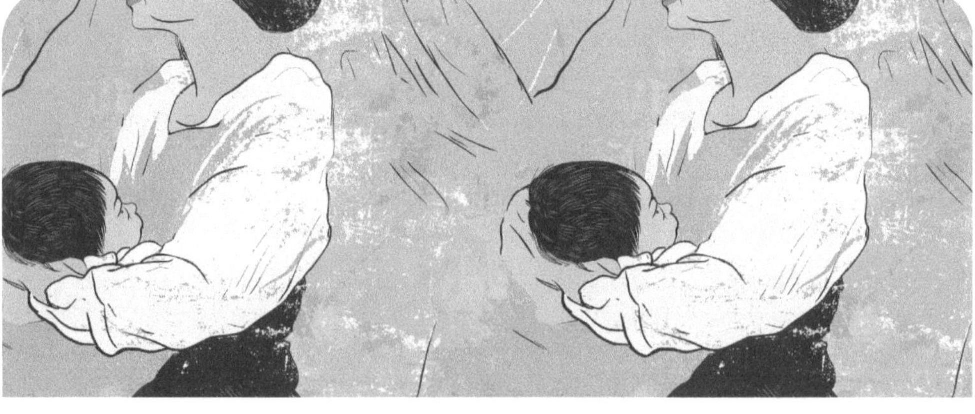

1. 3. 0. Supporto medico

Il supporto medico nella pianificazione familiare dopo i 40 anni solleva molte domande: quali opzioni di trattamento sono disponibili? Quali sono le probabilità di successo delle diverse terapie? Quale ruolo giocano le indagini genetiche nel trattamento del desiderio di avere figli? La medicina della riproduzione moderna ha fatto notevoli progressi negli ultimi decenni. Dalla fecondazione in vitro alla diagnosi preimpianto, oggi è disponibile un ampio ventaglio di metodi che possono rendere realizzabile il desiderio di avere figli anche in età avanzata. È importante valutare realisticamente le condizioni e le possibilità individuali. La decisione di intraprendere un trattamento medico per il desiderio di avere figli richiede una ponderazione attenta delle opzioni disponibili. Questo capitolo offre una panoramica dettagliata delle attuali metodologie di trattamento e delle loro probabilità di successo - informazioni importanti per una decisione consapevole.

„Per le donne oltre i 35 anni, si raccomanda un esame della riserva ovarica dopo sei mesi di tentativi di gravidanza senza successo.“

1. 3. 1. Trattamenti moderni per la fertilità

I moderni trattamenti per la fertilità hanno fatto progressi notevoli negli ultimi decenni e offrono oggi molteplici possibilità per le persone che desiderano avere figli, in particolare per le coppie oltre i 40 anni. Il tempo gioca un ruolo cruciale: prima si cerca una consulenza specializzata, migliori sono le probabilità di successo [s38]. Per le donne oltre i 35 anni, si raccomanda già dopo sei mesi di tentativi di gravidanza senza successo di eseguire un'analisi della riserva ovarica [s39]. Questo consente una valutazione realistica della situazione individuale. Un tipico primo passo è la fissazione di un appuntamento con un endocrinologo della riproduzione, che esamina sia la fertilità della donna sia, attraverso un'analisi del seme, quella del partner maschile [s38]. La fertilizzazione in vitro (IVF) rappresenta un pilastro centrale del trattamento moderno per la fertilità. Tuttavia, le probabilità di successo diminuiscono significativamente con l'aumentare dell'età: mentre il tasso di impianto per le donne di 30 anni è ancora di circa il 20%, scende a meno del 4% per le donne di 40 anni [s40]. Per aumentare le possibilità di successo, spesso si esegue uno screening genetico pre-impianto (PGS) per le donne oltre i 35 anni. Questa procedura consente di identificare anomalie cromosomiche negli embrioni e di selezionare solo quelli sani per il trasferimento [s39]. Un'opzione particolarmente promettente per le donne oltre i 40 anni è la donazione di ovuli. I tassi di gravidanza dopo una donazione di ovuli sono comparabili a quelli delle donne nei loro vent'anni [s39]. In concreto, ciò significa che una donna di 45 anni che utilizza ovuli di una donatrice di 25 anni ha probabilità di successo simili a quelle di una 25enne in caso di concepimento naturale. La diagnosi genetica pre-impianto (PGD) si è affermata come uno strumento importante. Essa consente non solo di identificare gravi malattie genetiche, ma può anche riconoscere embrioni con migliori possibilità di impianto [s41]. A tal fine, vengono utilizzate tecniche all'avanguardia come la reazione a catena della polimerasi e la ibridazione fluorescente in situ. È notevole l'influenza positiva delle tecnologie di riproduzione assistita sui tassi di natalità delle donne oltre i 35 anni [s42]. In molti paesi, come la Repubblica Ceca, questi trattamenti sono parzialmente coperti dal sistema sanitario pubblico, ma di solito solo fino a una certa età - lì specificamente fino a 39 anni [s42]. La decisione di intraprendere un trattamento per la fertilità dovrebbe essere ben ponderata. Le coppie riferiscono spesso di sentirsi più sicure quando scelgono consapevolmente questo percorso [s43]. È importante un approccio personalizzato, poiché ogni paziente porta con sé diverse condizioni e storie mediche [s39]. Per le coppie che considerano un trattamento per la fertilità, si consiglia il seguente approccio: innanzitutto, dovrebbe essere condotto un colloquio di consulenza approfondito con uno specialista. Durante questo incontro, si discutono le probabilità di successo delle diverse metodologie di trattamento e si elabora un piano di trattamento su misura. Parallelamente, è consigliabile informarsi sulla copertura dei costi da parte dell'assicurazione sanitaria e, se necessario, esaminare eventuali opzioni di finanziamento alternative. Gli aspetti etici della maternità tardiva sono sempre più discussi nella società [s44]. Qui giocano un ruolo sia i rischi medici che fattori sociali ed economici. È importante comprendere che la decisione di diventare genitori in età avanzata è spesso influenzata da diverse circostanze di vita e dovrebbe essere considerata in modo differenziato.

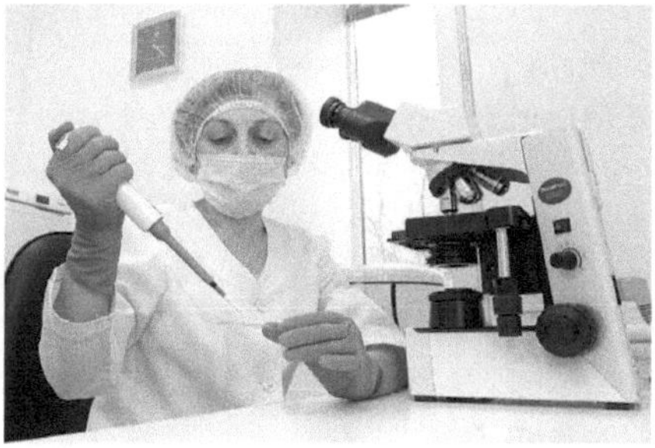

Fecondazione in vitro [i3]

Glossario

Endocrinologo della riproduzione
Un medico specializzato in disturbi ormonali e problemi di fertilità che supporta le coppie nella pianificazione familiare.

Fertilizzazione in vitro
Una metodologia di fecondazione assistita in cui l'ovulo viene unito agli spermatozoi al di fuori del corpo. Dopo una fecondazione riuscita, l'embrione viene impiantato nell'utero.

Ibridazione fluorescente in situ
Una metodologia per visualizzare specifici segmenti di DNA mediante coloranti fluorescenti, utilizzata nell'analisi cromosomica.

Reazione a catena della polimerasi
Una procedura di laboratorio per la duplicazione di segmenti di DNA che consente un'analisi accurata del materiale genetico.

1. 3. 2. Diagnosi pre-impianto

La diagnosi pre-impianto (PGD) si è affermata come uno strumento importante nella moderna medicina della riproduzione, specialmente per le coppie con fattori di rischio genetici o età avanzata. Questa tecnologia viene sempre eseguita in combinazione con una fecondazione assistita (IVF o ICSI) e consente un'analisi genetica degli embrioni prima dell'impianto nell'utero [s45]. Esistono tre diversi tipi di diagnosi pre-impianto: la PGT per aneuploidia (distribuzioni cromosomiche anomale), per malattie monogeniche e per alterazioni strutturali cromosomiche [s46]. Particolarmente rilevante per le coppie oltre i 40 anni è lo screening per aneuploidie, poiché il rischio di distribuzioni cromosomiche anomale aumenta con l'età. La diffusione di questa tecnologia è notevole: circa il 68% delle cliniche IVF negli Stati Uniti offre screening genetico pre-impianto (PGS) [s47]. Tuttavia, le opinioni sulla sua efficacia variano notevolmente, e molti esperti richiedono ulteriori dati di ricerca per confermare i benefici clinici. Un aspetto importante che le coppie dovrebbero considerare è il fatto che la PGT per aneuploidia è un test di screening e non un test diagnostico [s46]. Ciò significa concretamente: i risultati possono fornire risultati falsi positivi o falsi negativi. Un esempio pratico: un embrione classificato come "cromosomicamente anomalo" potrebbe comunque svilupparsi in un bambino sano, mentre un embrione classificato come "normale" potrebbe presentare comunque anomalie cromosomiche. Particolare attenzione merita il fenomeno del mosaico, in cui diverse cellule di un embrione presentano diverse caratteristiche genetiche [s46]. La decisione riguardo al trasferimento di un tale embrione è complessa e richiede una consulenza genetica approfondita. Le ultime innovazioni tecnologiche consentono ora di prevedere circa 3 milioni di varianti genetiche paterne e/o materne con un'accuratezza superiore al 99% [s48]. Questo metodo potrebbe in futuro essere rilevante non solo per le malattie ereditarie mendeliane, ma anche per malattie più complesse con un background genetico definito. La necessità medica di una PGT viene valutata secondo criteri rigorosi. È considerata appropriata quando entrambi i partner sono portatori di una malattia autosomica recessiva o quando un partner presenta una malattia autosomica dominante o legata al cromosoma X [s49] [s50]. Le coppie dovrebbero essere consapevoli che l'applicazione per malattie multifattoriali è attualmente limitata, poiché i componenti genetici spesso non possono essere previsti in modo affidabile [s51]. Un tema controverso è l'uso della PGT per la selezione del sesso per motivi non medici [s50]. Le commissioni etiche valutano questa applicazione in modo diverso, e le normative legali variano notevolmente a livello internazionale. Per le coppie che considerano una PGT, il primo passo è una consulenza genetica completa [s50]. Dovrebbero informarsi sui diversi metodi di analisi, che variano in base alla metodologia, ai cromosomi analizzati, ai costi e al tempo necessario [s52]. Un aspetto pratico importante è anche la questione della copertura dei costi da parte dell'assicurazione sanitaria, che varia a seconda dell'indicazione e dell'assicurazione. I risultati della gravidanza dopo PGT sono comparabili a quelli della IVF convenzionale con trasferimenti di embrioni congelati [s52]. Tuttavia, è necessaria cautela nell'interpretazione dei risultati a lungo termine, poiché i tempi di follow-up sono spesso ancora relativamente brevi [s45].

Glossario

Aneuploidia

Una deviazione dal numero normale di cromosomi, in cui mancano o sono presenti cromosomi in eccesso. Questo può portare a disturbi dello sviluppo o aborti.

Diagnosi pre-impianto

Una procedura medica per l'analisi degli embrioni su caratteristiche genetiche prima dell'impianto nell'utero. L'analisi avviene tramite prelievo di singole cellule dall'embrione precoce.

Malattie ereditarie mendeliane

Malattie che vengono trasmesse secondo le leggi di ereditarietà scoperte da Gregor Mendel. Seguono un modello prevedibile di ereditarietà attraverso le generazioni.

Mosaico

Un fenomeno biologico in cui un organismo è composto da cellule con materiale genetico diverso. Questo si verifica a causa di mutazioni durante lo sviluppo precoce.

Riepilogo - 1. 3. Supporto medico

- Il tasso di impianto nella IVF scende dal 20% nelle donne di 30 anni a meno del 4% nelle donne di 40 anni
- Con la donazione di ovuli, le donne di 45 anni hanno possibilità di successo simili a quelle di 25 anni in una concezione naturale
- Il 68% delle cliniche IVF negli Stati Uniti offre screening genetico pre-impianto
- Le più recenti tecnologie PGD consentono di prevedere 3 milioni di varianti genetiche con oltre il 99% di accuratezza
- In Repubblica Ceca, i trattamenti per il desiderio di avere figli sono coperti dall'assicurazione sanitaria pubblica fino a 39 anni
- La PGD distingue tre principali categorie: screening per aneuploidia, malattie monogeniche e alterazioni della struttura cromosomica
- Il mosaico, in cui le cellule embrionali presentano diverse caratteristiche genetiche, complica l'interpretazione della PGD
- Per le donne oltre i 35 anni, si raccomanda di eseguire un'analisi della riserva ovarica dopo sei mesi di tentativi infruttuosi
- I risultati della gravidanza dopo PGD sono comparabili a quelli della IVF convenzionale con trasferimenti di embrioni congelati.

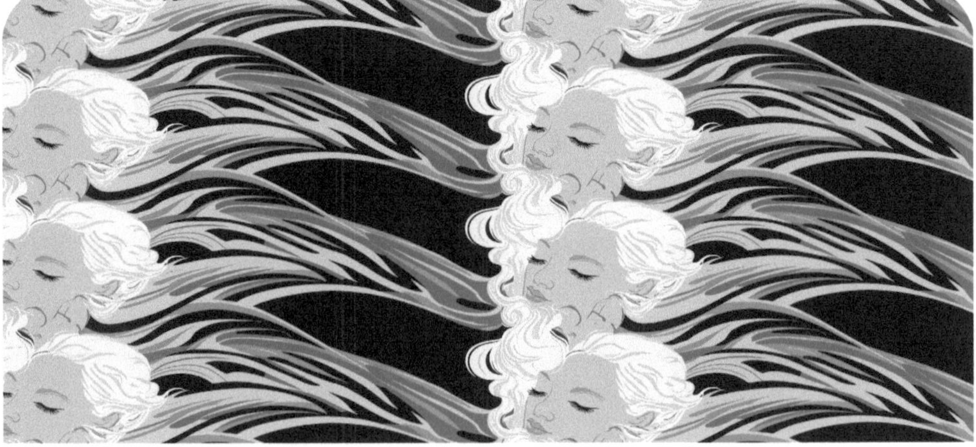

Revisione - 1. Desiderio di maternità e fertilità dopo i 40

- Il livello di testosterone negli uomini diminuisce annualmente dell'1-2% dopo i 30 anni, mentre il numero di cellule di Leydig negli over 40 può essere ridotto fino al 44%.
  Il 90% dei casi di disfunzione erettile è attribuibile a problemi medici e non all'età stessa.
  Durante l'invecchiamento testicolare, oltre 1500 mRNA e 715 lncRNA mostrano variazioni nei loro livelli.
  Per le donne oltre i 40 anni, il rischio di anomalie cromosomiche è dieci volte superiore rispetto alle 25enni.
  Il gene chiave recentemente identificato, TOP2B, gioca un ruolo importante nei disturbi dello sviluppo negli embrioni precoci.
  Una dieta ricca di omega-3 si è dimostrata vantaggiosa, mentre un alto contenuto di acidi grassi omega-6 mostra effetti negativi.
  Il tasso di impianto nella IVF scende dal 20% circa nelle donne di 30 anni a meno del 4% nelle 40enni.
  Le tecnologie più recenti consentono di prevedere circa 3 milioni di varianti genetiche paterne e/o materne con un'accuratezza superiore al 99%.
  La motilità degli spermatozoi si riduce di circa l'1,2% ogni 5 anni di vita.
  Il 68% delle cliniche IVF negli Stati Uniti offre screening genetico pre-impianto.

- Con queste fondamentali scoperte sulla fertilità in età avanzata, sorge ora la interessante domanda su quali sfide e opportunità particolari comporti una gravidanza oltre i 40 anni.

2. 0. 0. Gravidanza in età avanzata

Una gravidanza dopo i 40 anni presenta sfide particolari per i futuri genitori. Come si può ridurre il rischio aumentato di complicazioni in gravidanza? Quali misure preventive sono utili? E quale ruolo giocano i carichi professionali in questa fase delicata? I progressi medici degli ultimi decenni hanno notevolmente migliorato le possibilità di una gravidanza tardiva sicura. Tuttavia, una gravidanza a quest'età richiede particolare attenzione - dalla consulenza genetica a controlli preventivi adeguati fino a programmi di esercizio specifici. Questo capitolo esplora strategie basate su evidenze per un decorso ottimale della gravidanza oltre i 40 anni. Si evidenzia che, con la giusta preparazione e supporto, anche le gravidanze tardive possono avere esiti positivi. Le pagine seguenti offrono raccomandazioni pratiche che vi aiuteranno a prendere decisioni ben informate per la vostra situazione individuale.

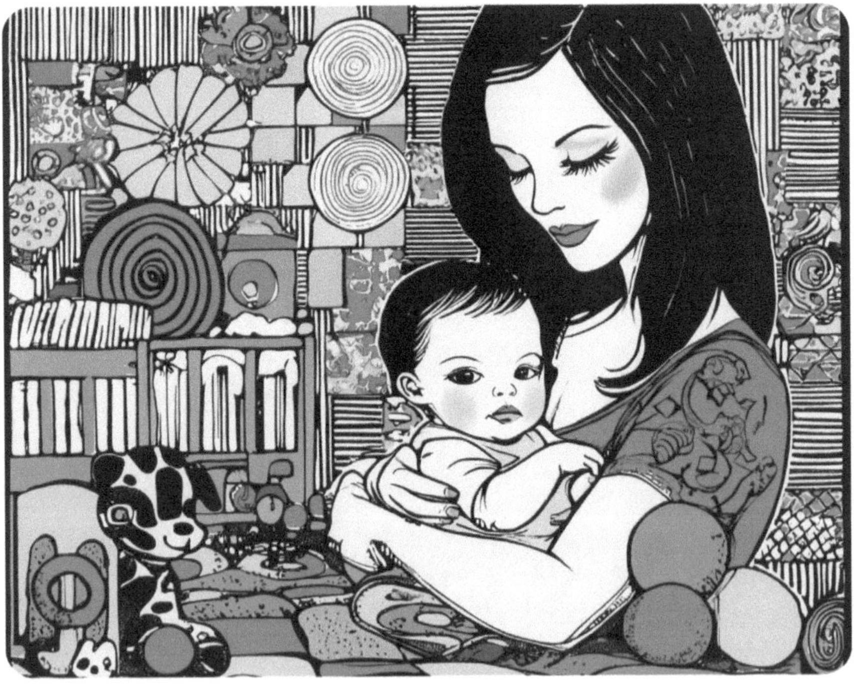

2. 1. 0. Assistenza medica preventiva

Come cambia il bisogno di prevenzione medica con l'aumentare dell'età? Quali esami specifici sono particolarmente rilevanti per i futuri genitori oltre i 40 anni? Queste domande interessano molte persone che decidono di avere un bambino nella seconda metà della vita. La prevenzione medica gioca un ruolo centrale in una gravidanza in età avanzata. Essa comprende sia controlli sanitari generali che consulenze e test genetici specifici. Non si tratta solo della salute del futuro bambino, ma anche della migliore assistenza per la madre durante la gravidanza. Le pagine seguenti offrono una panoramica sistematica degli esami di prevenzione raccomandati e mostrano quali possibilità di diagnosi prenatale sono disponibili. Con queste informazioni, potete prendere decisioni informate per la vostra situazione individuale insieme ai vostri medici.

> *„A partire dal 45° anno di età, la prevenzione del cancro intestinale diventa particolarmente importante, con la colonscopia considerata il gold standard e da eseguire ogni 10 anni.“*

2. 1. 1. Esami di prevenzione specifici

Con l'avanzare dell'età, la prevenzione sanitaria regolare diventa sempre più importante, poiché aumenta il rischio di varie malattie [s53]. Per le persone sopra i 40 anni, ci sono una serie di esami di prevenzione specifici che dovrebbero essere eseguiti sistematicamente e a intervalli regolari. Una colonna centrale della prevenzione è l'esame di salute generale per le persone tra i 40 e i 74 anni. Questo esame gratuito valuta il rischio sanitario, in particolare per quanto riguarda le malattie cardiovascolari, il diabete e le malattie renali [s54]. Vengono registrati parametri fondamentali come altezza, peso, pressione sanguigna e valori di colesterolo. Un focus particolare è sulla valutazione del rischio cardiovascolare per i prossimi 10 anni. Nell'ambito di questo esame, si ha anche l'opportunità di discutere con il medico importanti cambiamenti nello stile di vita. Il controllo della pressione sanguigna e del colesterolo dovrebbe avvenire regolarmente a partire dai 40 anni [s55]. Mentre la pressione sanguigna dovrebbe essere misurata almeno una volta all'anno, per valori di colesterolo normali è sufficiente un controllo ogni 5 anni. In presenza di fattori di rischio come sovrappeso, sedentarietà o storia familiare, sono consigliati controlli più frequenti. Un consiglio pratico: molte farmacie offrono misurazioni gratuite della pressione sanguigna - approfittate di questa opportunità per controlli intermedi. A partire dai 45 anni, la prevenzione del cancro del colon diventa particolarmente importante [s55]. Sono disponibili diversi metodi di esame, con la colonscopia considerata il gold standard. Questa dovrebbe essere eseguita ogni 10 anni. Metodi alternativi o complementari includono il test annuale per il sangue occulto nelle feci. Per le donne sopra i 40 anni, esami di prevenzione specifici per il sesso sono fondamentali [s56]. La mammografia annuale per la diagnosi precoce del cancro al seno è raccomandata standard a partire da questa età. Inoltre, dovrebbe essere eseguita un esame clinico del seno ogni tre anni. Il Pap-test per la diagnosi precoce del cancro cervicale è raccomandato ogni tre anni, con intervalli di 5 anni possibili in combinazione con un test HPV. La prevenzione oculistica sta guadagnando sempre più importanza a partire dai 40 anni [s55]. Gli esperti raccomandano un esame completo ogni 2-4 anni, mentre a partire dai 55 anni il ritmo dovrebbe essere ridotto a 1-3 anni. Non solo viene controllata l'acuità visiva, ma anche eventuali malattie oculari come glaucoma o degenerazione maculare. Un'area spesso sottovalutata è la prevenzione odontoiatrica [s55].

Controlli semestrali dal dentista sono ottimali, ma almeno un esame annuale dovrebbe essere effettuato. In questo modo, non solo viene controllato lo stato dei denti, ma anche le gengive e la mucosa orale vengono esaminate. Particolare attenzione merita lo screening per il diabete di tipo 2 [s55]. A partire dai 35 anni, in caso di sovrappeso, si raccomanda un controllo ogni tre anni. Un consiglio pratico: prestare attenzione ai segnali di allerta come sete eccessiva o minzione frequente e discuterli con il medico.

Inoltre, ci sono altri importanti esami di prevenzione [s57] che dovrebbero essere discussi individualmente con il medico:
- Screening per aneurisma dell'aorta addominale per i fumatori
- Screening per la depressione
- Consulenza nutrizionale in caso di rischio elevato per malattie croniche
- Screening per l'epatite C per tutti tra i 18 e i 79 anni
- Screening per il cancro ai polmoni per pazienti a rischio tra i 50 e gli 80 anni

Un aspetto pratico importante: la maggior parte degli esami di prevenzione è coperta al 100% dalle assicurazioni sanitarie, se eseguiti presso fornitori di rete [s58]. È consigliabile creare un calendario personale di prevenzione e impostare promemoria sullo smartphone per non perdere appuntamenti importanti. Ricordate anche di effettuare vaccinazioni regolari [s53]. La vaccinazione annuale contro l'influenza è particolarmente importante a partire dai 40 anni, così come il richiamo delle vaccinazioni standard. Parlate con il vostro medico del piano vaccinale ottimale per la vostra situazione individuale.

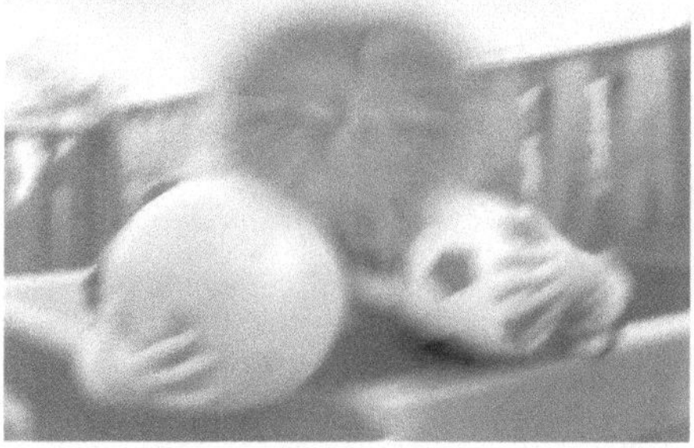

Degenerazione maculare [i4]

Glossario

Aneurisma dell'aorta addominale
Un'espansione pericolosa dell'arteria principale nella cavità addominale, che può crescere inosservata e, in caso di rottura, portare a emorragie interne potenzialmente letali.

Colonscopia
Un metodo di esame medico in cui si osserva l'intero colon dall'interno utilizzando uno strumento flessibile (endoscopio). L'esame consente di riconoscere e rimuovere direttamente polipi che potrebbero svilupparsi in cancro.

Degenerazione maculare
Una malattia della retina legata all'età, in cui l'area della visione più acuta (macula) viene progressivamente distrutta. Ciò porta a limitazioni nella lettura, nel riconoscimento dei volti e nell'esecuzione di attività che richiedono una visione precisa.

Glaucoma
Una malattia oculare, nota anche come 'nervo ottico', in cui il nervo ottico viene danneggiato a causa di un aumento della pressione intraoculare. Senza trattamento, ciò può portare alla cecità.

2. 1. 2. Consulenza genetica e test

La consulenza genetica e i test stanno acquisendo sempre più importanza, soprattutto per i genitori oltre i 40 anni, poiché con l'aumentare dell'età aumenta il rischio di anomalie genetiche nel bambino [s59]. Una consulenza genetica completa dovrebbe idealmente avvenire già prima di una gravidanza pianificata, per identificare precocemente i possibili rischi e discutere le opzioni di intervento [s60]. Nell'ambito della consulenza genetica, viene inizialmente raccolta una dettagliata anamnesi familiare. Vengono sistematicamente registrate le malattie genetiche presenti nella famiglia di entrambi i partner e analizzati i possibili rischi [s61]. I consulenti dedicano tempo a spiegare in modo comprensibile le complesse interrelazioni genetiche e rispondono in modo individuale alle domande e alle preoccupazioni dei futuri genitori. Un consiglio pratico: preparatevi all'incontro di consulenza creando in anticipo un albero genealogico della vostra famiglia con le malattie note. Per la test genetico sono disponibili diverse procedure. Anche prima di una gravidanza, entrambi i partner possono sottoporsi a uno screening per portatori - un semplice test del sangue o della saliva che fornisce informazioni sulle possibili malattie genetiche recessive [s62]. Questo consente una valutazione precoce del rischio e una pianificazione familiare adeguata. Durante la gravidanza, le opzioni di test non invasive si sono notevolmente sviluppate negli ultimi anni. Il test prenatale di DNA libero materno può essere eseguito già dalla 10ª settimana di gravidanza e fornisce, con alta precisione, informazioni sulle possibili alterazioni cromosomiche nel feto [s63]. Questo test è particolarmente raccomandato per le donne in gravidanza oltre i 40 anni. In caso di risultati di screening anomali o fattori di rischio specifici, possono essere offerti procedimenti diagnostici invasivi come la biopsia dei villi coriali (10ª-12ª settimana di gravidanza) o l'amniocentesi (15ª-18ª settimana di gravidanza) [s64]. Questi test forniscono risultati molto precisi, ma comportano un basso rischio di aborto (CVS: 0,5-1,0%, amniocentesi: 0,25-0,50%) [s64]. La decisione di sottoporsi o meno a questi esami dovrebbe essere ben ponderata. Studi mostrano che molti futuri genitori hanno sentimenti ambivalenti riguardo alla decisione di sottoporsi a test genetici [s65]. Da un lato, c'è il desiderio di certezza e la possibilità di prepararsi a eventuali particolarità. Dall'altro, ci sono paure riguardo agli esami stessi e alle possibili decisioni difficili. Un consiglio pratico: prendetevi il tempo necessario per prendere una decisione e non esitate a discutere tutte le domande con il vostro consulente genetico. La consulenza genetica considera anche aspetti etici, legali e psicosociali [s66]. I consulenti supportano nell'integrare i valori e le convinzioni personali nel processo decisionale. È importante sapere: tutti gli esami genetici sono volontari e la decisione spetta esclusivamente ai futuri genitori. Un focus particolare è sulla consulenza preconceptionale, che è di grande importanza soprattutto nelle regioni con frequenti matrimoni tra parenti [s60]. Qui è possibile identificare precocemente i rischi e adottare le misure preventive appropriate. I costi per la consulenza genetica e molti test standard sono coperti dalle assicurazioni sanitarie pubbliche, se sono presenti determinate indicazioni [s63]. Un consiglio pratico: verificate in anticipo con la vostra assicurazione sanitaria la copertura dei costi per test specifici.

Glossario

Amniocentesi
Una procedura diagnostica in cui viene prelevato liquido amniotico attraverso la parete addominale della madre. Il liquido amniotico contiene cellule desquamate del feto, che possono essere analizzate geneticamente.

Biopsia dei villi coriali
Una metodologia di esame in cui viene prelevato tessuto dalla placenta. I villi sono protuberanze a forma di dito della membrana esterna dell'uovo e contengono le stesse informazioni genetiche dell'embrione.

preconceptionale
Indica il periodo prima del concepimento. Le misure in questa fase servono a prepararsi per una gravidanza pianificata.

Riepilogo - 2. 1. Assistenza medica preventiva

- L'esame di salute generale tra i 40 e i 74 anni valuta il rischio di malattie cardiovascolari a 10 anni.
- In caso di valori di colesterolo normali, è sufficiente un controllo ogni 5 anni.
- La colonscopia, considerata il gold standard per la prevenzione del cancro intestinale, dovrebbe essere eseguita ogni 10 anni a partire dai 45 anni.
- A partire dai 40 anni, la mammografia annuale per la diagnosi precoce del cancro al seno è raccomandata come standard.
- Il Pap-test in combinazione con il test HPV consente intervalli di 5 anni.
- La prevenzione oculistica dovrebbe essere effettuata a partire dai 55 anni con cadenza di 1-3 anni.
- In caso di sovrappeso, a partire dai 35 anni è raccomandato uno screening per il diabete ogni tre anni.
- Il test prenatale del DNA libero da sangue materno è possibile a partire dalla 10ª settimana di gravidanza.
- La biopsia dei villi coriali (10-12ª settimana di gravidanza) ha un rischio di aborto spontaneo dello 0,5-1,0%.
- L'amniocentesi (15-18ª settimana di gravidanza) ha un rischio di aborto spontaneo dello 0,25-0,50%.
- Uno screening per portatori prima della gravidanza può rivelare malattie genetiche recessive tramite test del sangue o della saliva.

2. 2. 0. Gestione della salute

La salute dei futuri genitori oltre i 40 anni affronta sfide particolari. Come si può integrare un programma di esercizio equilibrato nella vita quotidiana spesso frenetica? Quale ruolo giocano le pressioni lavorative per il benessere fisico e mentale? Trovare un equilibrio tra carriera, famiglia e salute personale richiede strategie ben ponderate e approcci realistici. Le evidenze scientifiche mostrano che un'attività fisica mirata e una gestione efficace dello stress sono fattori centrali per una gravidanza sana in età avanzata. Non si tratta di raccomandazioni generali, ma di concetti personalizzati che tengono conto della situazione di vita specifica. I seguenti paragrafi offrono approfondimenti basati su evidenze e soluzioni pratiche su come supportare attivamente la propria salute in questa fase particolare della vita.

„I programmi di esercizio per genitori over 40 dovrebbero includere esercizi di prevenzione delle cadute che possano essere facilmente integrati nella vita quotidiana - ad esempio, stare in equilibrio su una gamba mentre ci si lava i denti.“

---

2. 2. 1. Programmi di movimento adattati

I programmi di movimento per genitori over 40 devono essere adattati individualmente per essere efficaci e promuovere la salute a lungo termine. Le esigenze particolari di questa fase della vita - tra lavoro, famiglia e salute personale - richiedono approcci su misura, che siano sia efficaci che praticabili [s67]. Un programma di movimento basato su evidenze scientifiche combina diverse forme di allenamento. Particolarmente importante è l'allenamento di resistenza, che dovrebbe essere eseguito due o tre volte a settimana [s68]. I genitori possono, ad esempio, svolgere un allenamento di forza di 30 minuti al mattino prima di andare al lavoro o la sera, quando i bambini sono a letto. Esercizi pratici come squat, flessioni o plank possono essere facilmente eseguiti a casa e richiedono poco equipaggiamento. L'aderenza - ovvero la perseveranza duratura - è particolarmente promossa da formati di gruppo [s67]. Un approccio pratico è la creazione di gruppi di allenamento per genitori nel proprio quartiere, che si incontrano regolarmente per allenarsi insieme. Questo non solo crea supporto sociale, ma consente anche uno scambio prezioso di esperienze tra persone affini. Per un programma equilibrato, l'aumento progressivo è fondamentale [s68]. Un esempio: inizia con due serie da 12 ripetizioni per esercizio e aumenta ogni due settimane i pesi o aggiungi un'altra serie. È importante riscaldarsi prima, ad esempio con 5-10 minuti di corsa leggera o esercizi di stretching dinamico. L'integrazione di esercizi di prevenzione delle cadute diventa sempre più importante dopo i 40 anni [s69]. Esercizi pratici per questo sono il mantenimento in equilibrio su una gamba mentre ci si lava i denti o esercizi di equilibrio mentre si aspetta l'autobus. Questi possono essere facilmente integrati nella vita quotidiana e migliorano dimostrabilmente l'equilibrio e la coordinazione. Un altro aspetto importante è la trasmissione di conoscenze sulla salute durante l'allenamento [s67]. Gli allenatori o i capigruppo dovrebbero spiegare regolarmente gli effetti positivi degli esercizi - ad esempio, come gli squat non solo rafforzano i muscoli delle gambe, ma stimolano anche il metabolismo e migliorano la densità ossea. La progettazione del programma dovrebbe tenere conto delle tipiche finestre temporali dei genitori lavoratori. Brevi ma intense sessioni di allenamento di 20-30 minuti possono già essere efficaci. Queste possono essere svolte, ad esempio, durante la pausa pranzo o mentre i bambini praticano sport. Un programma completo dovrebbe idealmente includere otto-dieci diversi esercizi per tutti i principali gruppi muscolari [s68]. Particolarmente efficace è la combinazione di allenamento di forza e resistenza. Mentre l'allenamento di forza migliora la forza muscolare, la densità ossea e la funzione articolare, l'allenamento aerobico supporta la salute cardiovascolare [s68]. Un consiglio pratico è il "Active Parenting": utilizza attività familiari come andare in bicicletta, nuotare o fare escursioni come allenamento comune. La revisione e l'adattamento regolari del programma sono essenziali. Tieni un diario di allenamento e controlla i tuoi progressi ogni 4-6 settimane. Questo non solo motiva, ma aiuta anche nello sviluppo mirato del programma. Per successi sostenibili, non va sottovalutata la componente sociale [s67]. Organizza eventi di fitness per famiglie o crea un gruppo sportivo per genitori nel quartiere. Lo scambio con altri e la motivazione reciproca possono contribuire in modo decisivo al successo a lungo termine.

Glossario

Aderenza

Termine medico per la fedeltà terapeutica di un paziente. Descrive quanto precisamente una persona segua un piano di trattamento o un programma di allenamento concordato e lo attui in modo responsabile.

2. 2. 2. Gestione delle pressioni lavorative

Le pressioni lavorative rappresentano una sfida particolare per i genitori oltre i 40 anni, poiché spesso devono destreggiarsi tra molteplici ruoli e responsabilità [s70]. La combinazione di requisiti professionali, educazione dei figli e, possibilmente, anche assistenza a familiari anziani può portare a un notevole stress da ruolo [s71]. Una gestione efficace dello stress inizia con il riconoscimento dei fattori di stress individuali. A tal fine, può essere utile tenere un diario dello stress per due settimane, in cui vengono documentate situazioni, emozioni e reazioni fisiche. Questo consente di identificare schemi di stress e di intervenire in modo mirato [s72]. Particolarmente le donne di mezza età segnalano la sfida di bilanciare diverse aree della vita [s70]. Un approccio pratico è l'implementazione di confini chiari tra lavoro e vita privata. Questo può significare non controllare più le e-mail lavorative dopo l'orario di lavoro o pianificare momenti di famiglia che non siano interrotti da impegni professionali.

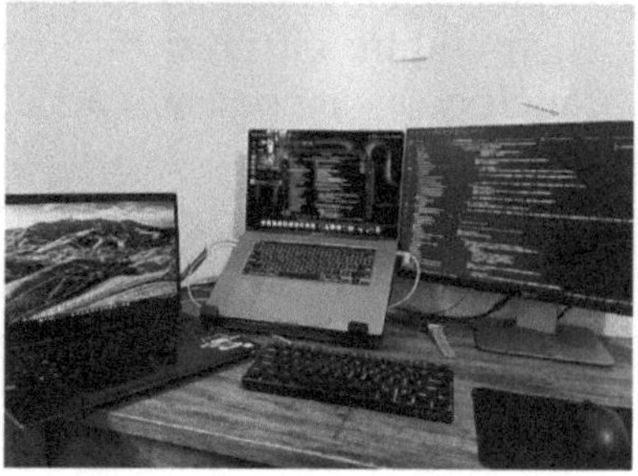

Lavoro da casa [i6]

Lo sviluppo di <u>resilienza</u> gioca un ruolo centrale [s72]. Esercizi di consapevolezza, che possono essere facilmente integrati nella giornata lavorativa, possono aiutare. Ad esempio:
- Tre respiri profondi prima di riunioni importanti
- Percezione consapevole dell'ambiente durante la pausa pranzo
- Breve meditazione sul posto di lavoro (5-10 minuti)

Un aspetto importante è anche la preparazione per il futuro professionale. I cosiddetti Midlife MOTs (Mot = Ministry of Transport Test) offrono l'opportunità di riflettere sulla propria situazione lavorativa e apportare modifiche [s73]. Questo può significare, ad esempio:
- Esplorare opportunità di formazione
- Ristrutturare gli orari di lavoro
- Pianificare percorsi di carriera alternativi

Non si devono sottovalutare gli effetti fisici dello stress. Studi mostrano un legame diretto tra pressione lavorativa e disturbi gastrointestinali [s74]. Le misure preventive possono includere:
- Fare pause regolari
- Prestare attenzione a una dieta equilibrata
- Bere a sufficienza
- Integrare movimento nella giornata lavorativa

Particolarmente nelle professioni mediche, si osserva che ambienti di lavoro negativi e rischi di burnout rimangono rilevanti anche nel corso successivo della carriera [s75]. Qui è importante costruire e mantenere attivamente reti di supporto. Questo può avvenire tramite:
- Programmi di mentoring
- Consulenza tra pari
- supervisione
- Partecipazione a associazioni professionali

L'integrazione della vita professionale e familiare richiede spesso soluzioni creative [s75]. Esempi di strategie pratiche includono:
- Modelli di condivisione del lavoro
- Orari di lavoro flessibili
- Giorni di lavoro da casa
- Settimana lavorativa compressa

Per i giovani adulti che assumono anche responsabilità di cura, è particolarmente importante stabilire aspettative realistiche [s71]. Approcci utili includono:
- Prioritizzazione delle attività più importanti
- Delegazione delle responsabilità
- Utilizzo di offerte di supporto
- Regolari "momenti per se stessi"

Lo sviluppo di strategie individuali di gestione dello stress dovrebbe essere supportato da consulenze professionali [s72]. Nelle riunioni di gruppo, i partecipanti possono imparare gli uni dagli altri e sostenersi a vicenda. Esercizi pratici per la riduzione dello stress, come il rilassamento muscolare progressivo o tecniche di visualizzazione, possono essere facilmente integrati nella giornata lavorativa. Un approccio olistico per affrontare le pressioni lavorative considera anche la prospettiva a lungo termine [s73]. Ciò include la revisione regolare dell'equilibrio tra vita lavorativa e vita privata e, se necessario, l'adattamento degli obiettivi professionali a circostanze di vita mutate.

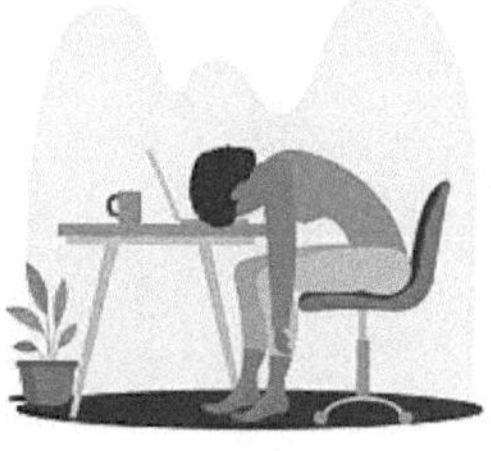

Burnout [i5]

Glossario

Gastrointestinale

Si riferisce al tratto gastrointestinale e a tutti gli organi digestivi correlati. Comprende l'intero percorso del cibo dall'assunzione all'espulsione.

Resilienza

La capacità psicologica che consente alle persone di affrontare crisi e situazioni difficili senza conseguenze durature. Può essere rafforzata attraverso esercizi mirati e esperienze.

Supervisione

Una forma di consulenza professionale in cui un supervisore formato aiuta individui o team a riflettere su situazioni lavorative e sviluppare soluzioni.

Riepilogo - 2. 2. Gestione della salute

- Programmi di esercizio scientificamente fondati per over 40 combinano allenamento di resistenza e di endurance con 2-3 sessioni a settimana.
- Gli esercizi di prevenzione delle cadute acquisiscono un'importanza significativa a partire dai 40 anni e possono essere integrati nelle attività quotidiane.
- L'aderenza è particolarmente favorita da formati di gruppo e supporto sociale nei gruppi di allenamento.
- Un aumento progressivo, con inizialmente due serie da 12 ripetizioni, è cruciale per il successo dell'allenamento.
- Sessioni di allenamento brevi e intense di 20-30 minuti possono già essere efficaci e possono essere integrate nelle pause lavorative.
- Ruoli e responsabilità multiple portano spesso a un aumento dello stress da ruolo per i genitori over 40.
- I Midlife MOT offrono opportunità strutturate per la riqualificazione professionale e l'adattamento.
- Studi mostrano correlazioni dirette tra carico professionale e disturbi gastrointestinali.
- Programmi di supervisione e mentoring rimangono rilevanti anche nella fase avanzata della carriera per la prevenzione del burnout.
- L'integrazione tra vita professionale e familiare è ottimizzata da modelli di job sharing e settimane lavorative compresse.

2. 3. 0. Sfide particolari

Una gravidanza dopo i 40 anni comporta specifiche sfide mediche che richiedono particolare attenzione e prevenzione. Come possono essere efficacemente ridotti questi rischi? Quali misure preventive sono scientificamente fondate e quale ruolo gioca la collaborazione interdisciplinare tra diverse specialità mediche? I due aspetti principali che sono particolarmente al centro dell'attenzione nelle gravidanze tardive sono l'aumento del rischio di diabete gestazionale e il corretto funzionamento della placenta. Entrambi i fattori hanno ampie ripercussioni sulla salute della madre e del bambino. Cosa significa concretamente per l'assistenza medica e la vita quotidiana della futura madre? La buona notizia è che, attraverso interventi precoci e strategie di prevenzione mirate, molte di queste sfide possono essere affrontate con successo. I seguenti paragrafi illustrano quali misure basate su evidenze sono disponibili e come possono essere utilizzate in modo ottimale.

> *„Con gravidanze a partire dai 40 anni, il rischio di diabete gestazionale aumenta notevolmente.“*

2. 3. 1. Prevenzione del diabete gestazionale

Nelle gravidanze oltre i 40 anni, il rischio di diabete gestazionale (diabete gestazionale) aumenta notevolmente [s76]. Questa forma di diabete si manifesta per la prima volta durante la gravidanza e rappresenta una sfida particolare sia per la futura madre che per il nascituro. La buona notizia è che, attraverso misure preventive mirate, è possibile ridurre significativamente il rischio. La gravidanza funge da test di stress naturale per il corpo materno e può rivelare problemi di salute nascosti [s77]. È quindi consigliabile, soprattutto per le donne oltre i 40 anni, avvalersi di una consulenza preconceptionale completa prima della gravidanza. In questo contesto, il valore della glicemia dovrebbe essere al centro dell'attenzione: un valore HbA1c ottimale è inferiore al 6,5% [s76]. Un approccio preventivo olistico comprende diverse colonne portanti: La modifica della dieta gioca un ruolo centrale. Una dieta controllata nei carboidrati aiuta a mantenere stabile il livello di zucchero nel sangue [s77]. Nella pratica, ciò significa privilegiare i carboidrati complessi e distribuire i pasti durante la giornata. Ad esempio, una colazione a base di pane integrale con un condimento ricco di proteine, accompagnata da verdure, è ideale. Tra i pasti principali, piccoli snack come una manciata di noci o uno yogurt naturale con frutti di bosco possono stabilizzare la glicemia. L'esercizio fisico regolare è il secondo pilastro importante della prevenzione [s76]. Sono raccomandate attività moderate come passeggiate quotidiane di 30 minuti, yoga in gravidanza o nuoto. Queste attività non solo migliorano la sensibilità all'insulina, ma rafforzano anche la forma fisica generale. La gestione del peso merita particolare attenzione, poiché il sovrappeso aumenta il rischio di diabete gestazionale [s76]. Idealmente, si dovrebbe puntare a un peso sano già prima della gravidanza. Durante la gravidanza, l'aumento di peso dovrebbe avvenire sotto la supervisione del medico curante. Un monitoraggio ravvicinato è essenziale [s76]. Controlli regolari della glicemia, inizialmente dal medico e successivamente anche autonomamente a casa, consentono di reagire tempestivamente a eventuali cambiamenti. Un diario della glicemia può aiutare a riconoscere schemi e adattare di conseguenza la dieta. La prevenzione del diabete gestazionale è particolarmente importante, poiché la malattia può avere conseguenze di vasta portata. Non solo aumenta il rischio di complicazioni in gravidanza, ma anche di future malattie diabetiche e cardiovascolari per la madre [s77]. Inoltre, i neonati maschi presentano un rischio maggiore di sepsi neonatale

[s78]. Un aspetto spesso sottovalutato è lo stress psicologico che può accompagnare la diagnosi. Il supporto da parte della famiglia e del personale medico è quindi essenziale. Molti ospedali offrono corsi speciali per le donne in gravidanza con un rischio aumentato di diabete, in cui vengono forniti consigli pratici su alimentazione e attività fisica. La collaborazione interprofessionale tra diverse specialità - da ginecologi a diabetologi fino a nutrizionisti - garantisce una cura ottimale [s76]. Questi esperti possono sviluppare strategie preventive personalizzate e accompagnare la futura madre durante la gravidanza. In sintesi, la prevenzione del diabete gestazionale nelle donne oltre i 40 anni è un compito complesso, ma assolutamente gestibile. La chiave del successo risiede nell'intervento precoce e nell'attuazione coerente delle misure preventive nella vita quotidiana.

Glossario

Diabete gestazionale

Una forma temporanea di diabete che si manifesta a causa di cambiamenti ormonali nella placenta e di solito regredisce dopo il parto. La diagnosi avviene tramite un test di tolleranza al glucosio specifico tra la 24ª e la 28ª settimana di gravidanza.

Sepsi neonatale

Un'infezione grave del neonato nei primi 28 giorni di vita, causata da batteri, virus o funghi, che si diffonde attraverso il flusso sanguigno in tutto il corpo.

2. 3. 2. Ottimizzazione della funzione placentare

La funzione ottimale della placenta è particolarmente importante nelle gravidanze oltre i 40 anni, poiché funge da organo vitale di collegamento tra madre e bambino [s79]. Una placenta ben funzionante è fondamentale per fornire al feto nutrienti e ossigeno, nonché per rimuovere i prodotti di scarto metabolici. Nella sorveglianza della funzione placentare, vari segnali di allerta giocano un ruolo cruciale. Questi includono una crescita fetale rallentata o movimenti fetali ridotti [s79]. Le future madri dovrebbero quindi tenere un diario dei movimenti e prestare attenzione quotidianamente ai modelli di attività del loro bambino non ancora nato. Come regola generale, almeno 10 movimenti percepibili in 2 ore sono considerati normali. In caso di movimenti significativamente inferiori, è necessario contattare immediatamente l'ostetrica o il ginecologo. La funzione placentare può essere supportata attraverso varie misure preventive. Un ruolo centrale è svolto dall'assunzione di aspirina a basso dosaggio per la prevenzione della pre-eclampsia [s80]. Questa profilassi dovrebbe idealmente iniziare prima della 16ª settimana di gravidanza per ridurre significativamente il rischio di ipertensione in gravidanza [s81]. La dose tipica è di 100 mg al giorno, da assumere preferibilmente la sera. Particolare attenzione merita l'apporto di nutrienti. Una dieta equilibrata con un'adeguata quantità di micronutrienti supporta la funzione ottimale della placenta [s82]. In pratica, ciò significa consumare quotidianamente verdure e frutta di diversi colori, assumere proteine di alta qualità e garantire un'adeguata idratazione. Un protocollo alimentare può aiutare a monitorare l'apporto di nutrienti essenziali. Il controllo regolare della pressione sanguigna è un altro aspetto importante, poiché i disturbi ipertensivi possono compromettere la funzione placentare [s81]. Idealmente, la pressione dovrebbe essere misurata e documentata ogni giorno alla stessa ora. Valori superiori a 140/90 mmHg dovrebbero essere valutati da un medico. Un fattore spesso sottovalutato è l'influenza dello stress cronico sulla funzione placentare [s80]. Tecniche di rilassamento come il rilassamento muscolare progressivo o le meditazioni guidate possono aiutare a ridurre il livello di stress. Anche un'attività fisica moderata e regolare, come lo yoga in gravidanza o il nuoto, ha effetti positivi sulla circolazione della placenta. Lo sviluppo della funzione placentare dovrebbe essere monitorato attraverso controlli regolari. Le moderne ecografie consentono di valutare la circolazione della placenta e di rilevare precocemente eventuali anomalie [s80]. Questi esami dovrebbero essere effettuati su donne in gravidanza oltre i 40 anni a intervalli più brevi rispetto alle donne più giovani. Un approccio interdisciplinare nella cura è particolarmente importante. La collaborazione tra ginecologi, ostetriche e, se necessario, altri specialisti consente un monitoraggio ottimale e una rapida reazione ai cambiamenti [s80]. Molti ospedali offrono consultazioni speciali per gravidanze a rischio, garantendo una cura attenta. L'ottimizzazione della funzione placentare è un processo dinamico che richiede attenzione continua. Combinando varie misure preventive e un monitoraggio regolare, è possibile minimizzare i rischi e aumentare le possibilità di un decorso positivo della gravidanza [s81]. È importante che le future madri oltre i 40 anni siano attivamente coinvolte in questo processo e attuino con coerenza le misure raccomandate.

Glossario

Feto
Termine per il bambino non ancora nato dalla 9ª settimana di gravidanza fino alla nascita. In questa fase si sviluppano tutti i principali sistemi organici e il bambino assume caratteristiche umane.

Ginecologo
Un medico specializzato in ginecologia, che si occupa del trattamento di malattie e disturbi degli organi genitali femminili, nonché della cura durante la gravidanza e il parto.

Placenta
Un organo temporaneo che si sviluppa nell'utero durante la gravidanza. È composto da tessuto fetale e materno e ha una dimensione media di 15-20 cm e un peso di circa 500-600 grammi alla nascita.

Pre-eclampsia
Una malattia specifica della gravidanza che si sviluppa tipicamente dopo la 20ª settimana di gravidanza ed è caratterizzata da un disturbo della formazione dei vasi sanguigni nella placenta. Se non trattata, può portare a complicazioni potenzialmente letali.

Riepilogo - 2. 3. Sfide particolari

- Il rischio di diabete gestazionale aumenta significativamente nelle donne oltre i 40 anni.
- Un valore di HbA1c inferiore al 6,5% dovrebbe essere perseguito prima della gravidanza.
- I neonati maschi di madri diabetiche hanno un rischio maggiore di sepsi neonatale.
- La gravidanza funge da test di stress naturale per problemi metabolici nascosti.
- L'aspirina a basso dosaggio dovrebbe essere iniziata prima della 16ª settimana di gravidanza per la profilassi della preeclampsia.
- La profilassi tipica con aspirina prevede 100 mg al giorno la sera.
- Lo stress cronico ha un'influenza diretta sulla funzione placentare.
- La perfusione placentare può essere valutata con precisione mediante moderne tecniche ecografiche.
- Come valore normale si considerano almeno 10 movimenti fetali percepibili in 2 ore.
- Valori di pressione sanguigna superiori a 140/90 mmHg richiedono un'immediata valutazione medica nelle donne in gravidanza oltre i 40 anni.

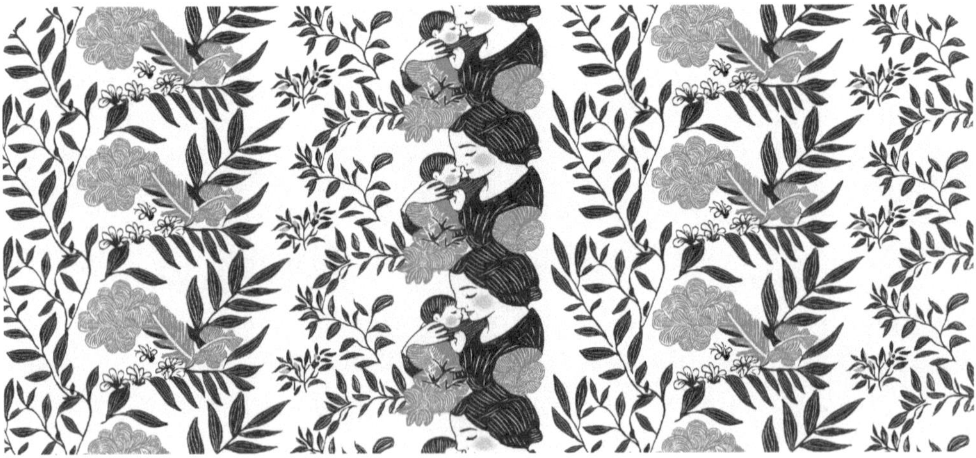

Revisione - 2. Gravidanza in età avanzata

- Il rischio di diabete gestazionale aumenta significativamente nelle donne oltre i 40 anni, ma può essere ridotto attraverso una prevenzione mirata.
- La funzione placentare richiede particolare attenzione nelle gravidanze avanzate: almeno 10 movimenti fetali percepibili in 2 ore sono considerati normali.
- L'aspirina a basso dosaggio dovrebbe idealmente essere iniziata prima della 16ª settimana di gravidanza per la profilassi della preeclampsia.
- La consulenza genetica diventa sempre più importante dopo i 40 anni: il test prenatale di DNA libero da sangue materno consente già dalla 10ª settimana di gravidanza di fare affermazioni precise.
- La biopsia dei villi coriali (10-12ª settimana) e l'amniocentesi (15-18ª settimana) comportano un basso rischio di aborto spontaneo dello 0,5-1,0% e dello 0,25-0,50% rispettivamente.
- La prevenzione sanitaria generale dovrebbe essere sistematica a partire dai 40 anni: controlli regolari della pressione sanguigna, del colesterolo e della vista sono particolarmente importanti.
- L'allenamento di forza dovrebbe essere effettuato due o tre volte a settimana con 8-10 esercizi per tutti i principali gruppi muscolari.
- Le pressioni lavorative richiedono confini chiari tra lavoro e vita privata, nonché lo sviluppo di resilienza attraverso esercizi di consapevolezza.
- La collaborazione interprofessionale tra diverse specialità è essenziale per una cura ottimale.
- Mentre il periodo prenatale richiede particolare attenzione, i futuri genitori oltre i 40 anni affrontano sfide completamente nuove quando si tratta di parto e periodo postnatale.

3. 0. 0. Parto e puerperio

La nascita di un bambino e le prime settimane successive rappresentano per tutti i genitori un periodo di intensi cambiamenti e nuove esperienze. Ma cosa significa quando questo capitolo della vita inizia a 40 anni o oltre? Quali aspetti medici particolari devono essere considerati? E come possono i futuri genitori prepararsi al meglio alle sfide fisiche ed emotive? La genitorialità tardiva porta con sé sia opportunità che sfide specifiche. Mentre l'esperienza di vita e spesso una situazione sociale e finanziaria consolidata offrono molti vantaggi, gli aspetti fisici del parto e del puerperio richiedono particolare attenzione. Una preparazione accurata e la consapevolezza delle proprie esigenze sono fattori chiave per il successo. Questo capitolo esamina in modo basato su evidenze gli aspetti più importanti relativi al parto e al puerperio oltre i 40 anni - dalle diverse possibilità di parto alla rigenerazione fisica fino al supporto di coppia. Le pagine seguenti offrono raccomandazioni pratiche per un buon inizio nella genitorialità tardiva.

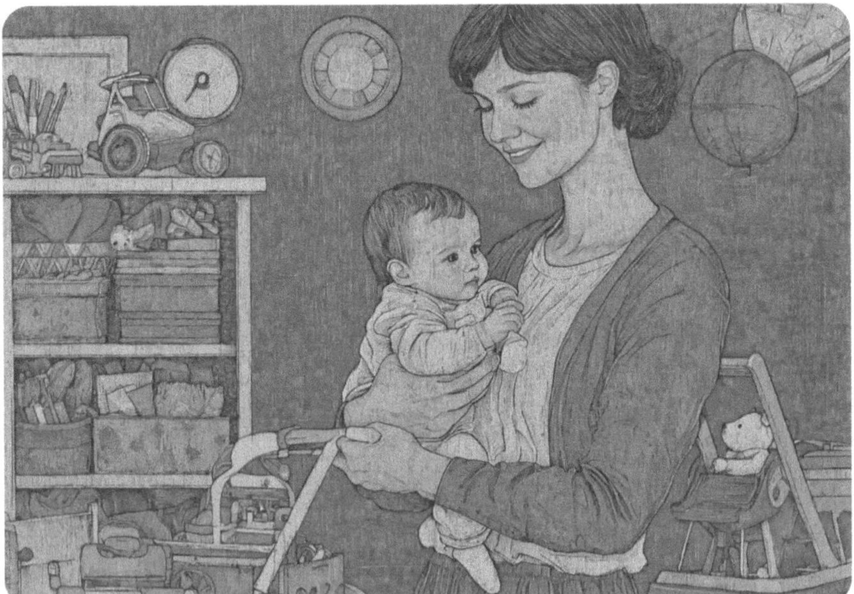

3. 1. 0. Pianificazione del parto

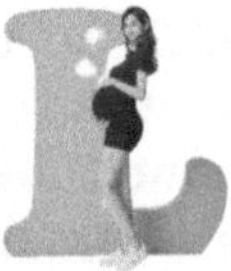

La pianificazione del parto è un aspetto centrale della gravidanza, soprattutto per i futuri genitori oltre i 40 anni. Ma quali particolarità bisogna considerare? In che modo le possibilità di parto differiscono da quelle delle madri più giovani? E quali fattori medici giocano un ruolo decisivo nella scelta del metodo di parto? L'aumento significativo delle gravidanze tardive ha portato a una migliore comprensione delle esigenze e dei rischi specifici di questa fascia d'età. Mentre alcune donne oltre i 40 anni possono partorire senza problemi per via vaginale, altre necessitano di un'assistenza medica più intensa o di un cesareo programmato. La decisione sul percorso di parto individualmente migliore richiede una ponderazione attenta di vari fattori, dalla situazione sanitaria personale alle raccomandazioni del team medico di riferimento. Una pianificazione del parto ben ponderata può contribuire in modo significativo a un esito positivo del parto. Le seguenti informazioni vi aiuteranno a comprendere le diverse opzioni e a prendere, insieme ai vostri medici, la decisione ottimale per voi.

> *„Il numero di donne che scelgono una maternità tardiva è aumentato del 900% negli ultimi cinquant'anni per le nascite dopo i 35 anni.“*

3. 1. 1. Opzioni di parto dopo i 40

La decisione di una gravidanza dopo i 40 anni richiede una pianificazione attenta e un'assistenza medica completa. Il numero di donne che scelgono la maternità tardiva è aumentato notevolmente negli ultimi decenni, con un incremento del 900% dei parti dopo i 35 anni negli ultimi cinquant'anni [s83]. Nella pianificazione del parto dopo i 40 anni, è consigliabile una consulenza precoce con un reproduktionsendokrinologen [s84]. Questo consente una valutazione realistica della situazione individuale di fertilità e la discussione delle possibili opzioni di supporto. Ad esempio, tecniche come la kryokonservierung di ovociti o embrioni possono essere considerate se una gravidanza è pianificata per un momento successivo. L'assistenza alla gravidanza per le donne oltre i 40 anni è più intensa. I professionisti medici raccomandano un monitoraggio più frequente, specialmente a partire dalla 38ª settimana di gravidanza [s85]. Un consiglio pratico è la creazione di un piano di parto dettagliato in stretta collaborazione con il team medico di assistenza. Questo dovrebbe considerare diversi scenari, poiché il rischio di complicazioni come praeeklampsie o placenta previa è aumentato [s86]. Per quanto riguarda il modo di partorire, gli studi mostrano che per le primipare oltre i 40 anni la probabilità di un cesareo è più alta [s86]. È consigliabile affrontare precocemente entrambe le opzioni di parto - vaginale e cesareo - e discutere i rispettivi pro e contro con il team di parto. L'induzione del parto viene spesso presa in considerazione prima per le donne in gravidanza oltre i 40 anni, tipicamente intorno alla 39ª-40ª settimana di gravidanza [s85]. Oltre ai metodi farmacologici, sono disponibili anche opzioni di induzione naturale, come il metodo "Stretch and Sweep" o l'agopuntura. Una decisione individuale dovrebbe essere presa in base allo stato di salute personale e ai fattori di rischio specifici. È importante notare anche il periodo prima della gravidanza pianificata. Le donne oltre i 40 anni dovrebbero continuare a utilizzare metodi contraccettivi affidabili fino a quando non desiderano definitivamente rimanere incinte, poiché circa la metà delle gravidanze in questa fascia di età è indesiderata [s87]. Una consulenza approfondita con il ginecologo può aiutare a trovare il metodo contraccettivo più adatto. I rischi sanitari aumentati durante una gravidanza oltre i 40 anni [s88] rendono essenziale una prevenzione accurata. È consigliabile effettuare un controllo sanitario completo già prima del concepimento e gestire in modo ottimale eventuali patologie preesistenti.

Controlli regolari durante la gravidanza, inclusi screening genetici, dovrebbero essere la norma. Nonostante le sfide mediche, le madri più anziane spesso godono di vantaggi sociali ed economici che possono influenzare positivamente la gravidanza e la successiva cura dei bambini [s83]. Una situazione di vita stabile, sicurezza finanziaria e esperienza di vita possono essere fattori di supporto importanti. Le statistiche mostrano una chiara correlazione tra l'età della madre e l'insorgenza di complicazioni in gravidanza. Le donne tra i 40 e i 44 anni hanno un rischio aumentato del 17% di complicazioni multiple rispetto alle donne tra i 35 e i 39 anni [s89]. Questi dati sottolineano l'importanza di un'assistenza medica attenta e di una pianificazione del parto accurata.

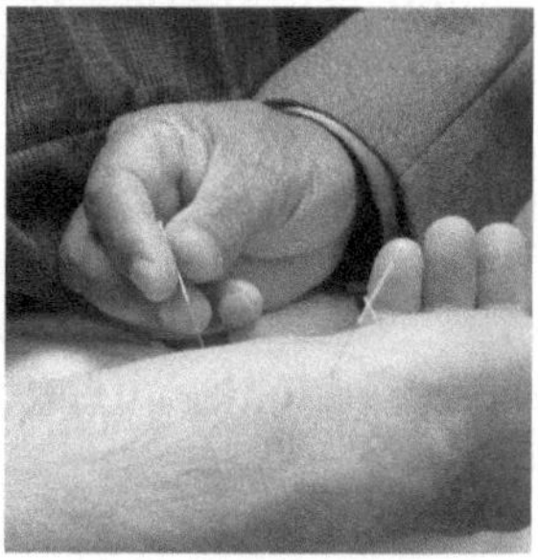

Agopuntura [i7]

Glossario

Placenta previa
Una situazione in cui la placenta si trova nella parte inferiore dell'utero e copre parzialmente o completamente il canale del parto. Questo può portare a emorragie durante la gravidanza.

3. 1. 2. Indicazioni per il cesareo

Nella decisione per un cesareo, i medici distinguono tra indicazioni assolute e relative, con particolare attenzione ai fattori che pesano di più nelle donne in gravidanza oltre i 40 anni. Un cesareo può rappresentare un intervento salvavita in determinate situazioni per la madre, il bambino o entrambi [s90]. Le indicazioni mediche più comuni includono situazioni critiche per il bambino, un disguido tra la testa del bambino e il bacino materno, nonché interventi chirurgici precedenti sull'utero. Anche una posizione anomala del feto, un distacco prematuro della placenta o gravidanze multiple possono rendere necessario un cesareo [s91]. Nelle donne oltre i 40 anni, si verificano più frequentemente posizioni anomale (Malpresentazioni), che rendono necessario un cesareo senza contrazioni precedenti [s92]. È interessante notare che gli studi mostrano che il tasso di cesarei medicalmente indicati è rimasto relativamente stabile nel corso degli anni, mentre il tasso di cesarei senza chiara indicazione medica è diminuito significativamente [s91]. Nelle donne a partire dai 45 anni, il tasso di cesarei elettivi è di circa il 20,2% [s93]. Un caso particolare è rappresentato dalle donne con un precedente cesareo. In queste circostanze, sotto determinate condizioni, è possibile tentare un parto vaginale dopo cesareo (TOLAC - Trial of Labor After Cesarean). I tassi di successo sono sorprendentemente alti, pari al 91,3% [s94]. Tuttavia, fattori come una durata della gravidanza di 40 settimane o più e una rottura prematura delle membrane devono essere considerati nella decisione, poiché sono associati a un rischio maggiore di fallimento del TOLAC [s94]. Per quanto riguarda i tassi di complicazione, si osserva che emorragie moderate si verificano circa tre volte più frequentemente nei cesarei elettivi e d'urgenza rispetto ai parti naturali senza complicazioni [s95]. Nelle donne in gravidanza più anziane, si verifica anche più frequentemente un arresto del travaglio o stress fetale, indipendentemente dal fatto che le contrazioni siano spontanee o indotte [s92]. Per i futuri genitori oltre i 40 anni, è particolarmente importante affrontare tempestivamente il tema del cesareo. Un approccio pratico è la creazione di un elenco di preferenze dettagliato insieme al team medico curante. Questo dovrebbe considerare sia i desideri personali che i fattori medici. È consigliabile anche partecipare a corsi di preparazione al parto specifici, che affrontano le peculiarità di un parto cesareo. La decisione di optare per un cesareo elettivo o meno dovrebbe sempre essere presa in modo individuale e dopo un'accurata consulenza.

Non solo le indicazioni mediche giocano un ruolo, ma anche fattori personali come esperienze di parto precedenti, resilienza psicologica e situazione familiare. Un dialogo aperto con il team medico di supporto è essenziale. Particolarmente importante è la preparazione a un possibile cesareo d'urgenza, poiché questo diventa più frequentemente necessario nelle donne più anziane. Una preparazione mentale e pratica può aiutare a reagire con maggiore calma in una situazione del genere. Ciò include anche il confezionamento di una borsa per l'ospedale separata con utensili specifici per un cesareo, come ad esempio biancheria intima comoda e abbigliamento largo.

Glossario

Malpresentazione
Indica una posizione sfavorevole del feto nell'utero, come ad esempio posizione trasversale, obliqua o podalica. Queste posizioni possono rendere difficile o impossibile il parto naturale.

Stress fetale
Una situazione in cui il feto non ancora nato è sotto stress durante la gravidanza o il parto, di solito riconoscibile da cambiamenti nella frequenza cardiaca o da movimenti ridotti.

TOLAC
Una procedura medica in cui si cerca di ottenere un parto naturale dopo un cesareo precedente. Ciò richiede un monitoraggio particolarmente intenso e misure precauzionali specifiche durante il parto.

Riepilogo - 3. 1. Pianificazione del parto

- Il numero di nascite dopo i 35 anni è aumentato del 900% negli ultimi cinque decenni.
- La crioconservazione di ovociti o embrioni è un'opzione per gravidanze future.
- Dalla 38ª settimana di gravidanza si raccomanda un monitoraggio più attento.
- La probabilità di un cesareo è significativamente più alta per le primipare oltre i 40 anni.
- Le induzioni del parto vengono tipicamente effettuate intorno alla 39ª-40ª settimana di gravidanza.
- Circa la metà delle gravidanze oltre i 40 anni sono indesiderate.
- Le donne tra i 40 e i 44 anni hanno un rischio del 17% più elevato di complicazioni multiple rispetto alle donne di 35-39 anni.
- Nelle donne di età superiore ai 45 anni, il tasso di cesarei elettivi è del 20,2%.
- Il tasso di successo per i parti vaginali dopo un cesareo (TOLAC) è del 91,3%.
- Le emorragie moderate si verificano tre volte più frequentemente nei cesarei rispetto ai parti naturali.
- Le malpresentazioni sono più comuni nelle donne oltre i 40 anni e spesso richiedono un cesareo senza contrazioni precedenti.

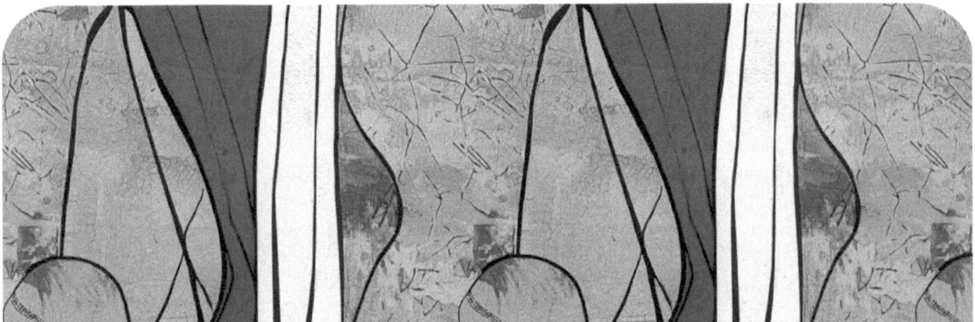

3. 2. 0. Assistenza post-parto

Il periodo dopo la nascita presenta sfide particolari per i genitori, sia fisiche che emotive. Come si svolge la rigenerazione fisica dopo un parto in età avanzata? Quali aspetti particolari devono essere considerati durante l'allattamento? E quali opportunità di supporto sono disponibili per i neogenitori over 40? Il puerperio, noto anche come "quarto trimestre", comprende le prime sei-otto settimane dopo la nascita. In questa fase, il corpo attraversa intensi processi di guarigione e adattamento, mentre deve essere garantita anche la cura del neonato. Soprattutto in caso di genitorialità tardiva, possono emergere aspetti specifici che richiedono un'assistenza e un follow-up adeguati. Le sezioni seguenti offrono uno sguardo dettagliato sulle diverse sfaccettature dell'assistenza nel puerperio e mostrano come è possibile ottimizzare questa importante fase della vita.

> *„I primi 42 giorni dopo il parto, noti anche come quarto trimestre, sono fondamentali per la rigenerazione fisica.“*

3. 2. 1. Rigenerazione fisica

La rigenerazione fisica dopo un parto è un processo complesso che richiede particolare attenzione, soprattutto per i genitori oltre i 40 anni. I primi 42 giorni dopo il parto, noti anche come "quarto trimestre", sono di fondamentale importanza [s96]. In questo periodo, il corpo attraversa intensi processi di guarigione e adattamento, che possono variare notevolmente da persona a persona. Dopo un parto vaginale, il corpo ha tipicamente bisogno di tre a sei settimane per la rigenerazione di base, con questa tempistica che può allungarsi in caso di episiotomia o lesioni da parto [s97]. È particolarmente importante in questa fase prendersi cura con attenzione della zona perineale. Misure pratiche come il risciacquo regolare con acqua tiepida dopo ogni visita al bagno e l'applicazione di impacchi freddi possono supportare il processo di guarigione. Nel caso di un parto cesareo, la fase di rigenerazione di solito si estende per quattro a sei settimane, con i primi giorni trascorsi in ospedale [s97]. La cura della cicatrice gioca un ruolo centrale: la ferita deve essere mantenuta asciutta e pulita, mentre movimenti delicati possono favorire la guarigione. Un consiglio pratico è sostenere l'addome con un cuscino durante la tosse o lo starnuto, per alleviare la tensione sulla sutura. Un aspetto importante della rigenerazione fisica è il sanguinamento post-partum (Lochia), che può durare fino a sei settimane [s97]. Questo è un normale processo di guarigione, ma deve essere monitorato attentamente. Per l'igiene, si consiglia di cambiare regolarmente le protezioni perineali e di evitare i tamponi. Particolare attenzione merita la muscolatura del pavimento pelvico, poiché i parti vaginali con lesioni ostetriche possono aumentare il rischio di un successivo prolasso degli organi pelvici [s98]. Esercizi mirati per rafforzare il pavimento pelvico, come le esercitazioni di Kegel, dovrebbero essere iniziati delicatamente nei primi giorni dopo il parto [s97]. Un approccio pratico è integrare questi esercizi nella vita quotidiana, ad esempio durante l'allattamento o mentre ci si lava le mani. L'alimentazione gioca un ruolo centrale nella rigenerazione. Una dieta equilibrata e ricca di nutrienti, insieme a un'adeguata assunzione di liquidi, è essenziale per contrastare la stanchezza e prevenire la stitichezza [s97]. Raccomandazioni pratiche includono avere una bottiglia d'acqua a disposizione durante l'allattamento e preparare pasti piccoli e facilmente accessibili. Un aspetto spesso sottovalutato è l'importanza della cura post-partum per il monitoraggio della salute [s99]. Controlli regolari da parte di ostetriche o medici sono importanti per rilevare precocemente eventuali complicazioni. Soprattutto per i genitori oltre i 40 anni, è fondamentale conoscere i segnali di allerta, poiché il rischio di complicazioni può essere maggiore [s96]. L'uso di offerte di supporto digitale, come app specifiche o chatbot, può aiutare a rendere disponibili informazioni importanti sulla rigenerazione e sui segnali di allerta in qualsiasi momento [s96]. Questi possono rappresentare un prezioso complemento alla cura professionale, specialmente nelle prime settimane. Un altro aspetto importante è il riposo e il recupero adeguati. Strategie pratiche includono dormire quando il bambino dorme e organizzare supporto da parte di familiari o amici per le attività quotidiane. In questo contesto, l'attività fisica dovrebbe essere aumentata gradualmente, in base alle possibilità individuali. La cura sanitaria post-partum dovrebbe idealmente estendersi oltre la fase immediata post-partum [s99], poiché alcuni aspetti della rigenerazione fisica possono durare diversi mesi. Questo è particolarmente importante per la salute a lungo termine e il benessere della madre.

Glossario

Esercitazioni di Kegel
Esercizi sviluppati dal Dr. Arnold Kegel per la contrazione e il rilassamento mirati della muscolatura del pavimento pelvico, nominati in onore del loro inventore, un ginecologo americano

Lochia
Termine medico per il flusso lochia - un sanguinamento normale dopo il parto, suddiviso in tre fasi (rossa, rosa, bianca) attraverso il quale l'utero si libera dei residui di tessuto

Prolasso degli organi pelvici
Un abbassamento degli organi pelvici come vescica, utero o intestino a causa di tessuto connettivo e muscolatura indeboliti, che può portare a vari disturbi

3. 2. 2. Allattamento in età avanzata

L'allattamento in età avanzata presenta alcune peculiarità che sono rilevanti per i futuri genitori oltre i 40 anni. Fortunatamente, studi dimostrano che le madri più anziane spesso allattano con maggiore successo e per periodi più lunghi rispetto alle madri più giovani [s100]. Questo potrebbe essere correlato alla maggiore esperienza di vita e a una situazione di vita spesso più stabile. La composizione del latte materno nelle madri oltre i 40 anni differisce in alcuni aspetti rispetto a quella delle madri più giovani. Particolarmente evidente è l'aumento del contenuto proteico nel latte materno [s101]. Questa naturale adattamento può essere vantaggioso per lo sviluppo del neonato. Per supportare la qualità del latte materno, si consiglia una dieta equilibrata e ricca di proteine. Esempi pratici includono il consumo regolare di legumi, carne magra o fonti proteiche vegetali come la quinoa. È interessante notare che nel primo latte materno (colostro) delle madri oltre i 40 anni si osserva una maggiore concentrazione di alcuni fattori immunitari (IL-1β e IL-6) [s102]. Queste sostanze messaggere possono supportare la difesa immunitaria del neonato. Per sfruttare al meglio la qualità del colostro, è importante attaccare frequentemente il neonato nei primi giorni dopo la nascita, anche se la quantità di latte sembra ancora bassa.

Un vantaggio significativo dell'allattamento in età avanzata è la riduzione dimostrata dello stress cronico [s100]. Questo può avere un effetto positivo sull'intera durata dell'allattamento. Diverse pratiche possono essere utili per ridurre lo stress durante l'allattamento:

- Creazione di un angolo tranquillo e accogliente per allattare
- Utilizzo di cuscini per l'allattamento per una postura corporea rilassata
- Integrazione di esercizi di rilassamento durante l'allattamento
- Pianificazione di pause regolari nel corso della giornata

Per le madri con ipertensione gravidica, è importante notare che la composizione del latte materno può variare leggermente nelle prime settimane [s101]. Il contenuto di grassi e energia può essere più basso, mentre il contenuto proteico può essere più alto. In tali casi, è particolarmente importante monitorare attentamente lo sviluppo del peso del neonato. Per le madri in sovrappeso in età avanzata ci sono buone notizie: il loro latte materno spesso presenta contenuti più elevati di proteine, grassi ed energia [s101]. Questo può supportare bene lo sviluppo del neonato. Tuttavia, è importante prestare attenzione a una dieta equilibrata.

Raccomandazioni pratiche per le madri che allattano oltre i 40 anni:
- Richiedere regolarmente consulenze per l'allattamento
- Assicurarsi di bere a sufficienza (circa 2-3 litri al giorno)
- Prestare attenzione a posizioni di allattamento ergonomiche
- Utilizzare, se necessario, ausili per l'allattamento come coppe per il seno o tiralatte
- Controllare regolarmente la salute del seno

La possibile variazione nella composizione del latte nelle madri più anziane [s100] non richiede misure speciali, poiché il corpo adatta automaticamente il latte alle esigenze del bambino. È importante, tuttavia, prestare attenzione ai segnali di allattamento del bambino e attaccarlo frequentemente.

Per le madri lavoratrici oltre i 40 anni, il pompaggio del latte materno può svolgere un ruolo importante. Ecco alcuni consigli pratici:
- Abituarsi precocemente al tiralatte
- Creare una piccola scorta
- Organizzare un luogo di lavoro tranquillo per il pompaggio
- Conservare correttamente il latte pompato

Le maggiori percentuali di allattamento nelle madri oltre i 40 anni [s100] dimostrano che allattare a quest'età è assolutamente possibile. Con il giusto supporto e informazioni, queste madri possono vivere un periodo di allattamento di successo e gratificante.

Glossario

Colostro

Il primo latte materno nei primi giorni dopo la nascita, noto anche come latte pre-materno. Ricco di anticorpi e proteine, ha una colorazione giallastra e una consistenza più densa rispetto al latte materno maturo.

Fattore immunitario

Sostanze naturali nel corpo che rafforzano il sistema immunitario e combattono i patogeni. Vengono trasferite al bambino attraverso il latte materno.

Ipertensione

Pressione sanguigna elevata durante la gravidanza, che di solito torna alla normalità dopo la nascita. Si verifica in circa il 6-8% di tutte le gravidanze.

Riepilogo - 3. 2. Assistenza post-parto

- La rigenerazione fisica dopo il parto dura 4-6 settimane in caso di cesareo, 3-6 settimane in caso di parto vaginale. I primi 42 giorni dopo il parto sono definiti "quarto trimestre". I parti vaginali con lesioni da parto aumentano il rischio di prolasso degli organi pelvici in seguito. Il sanguinamento post-partum (lochia) può durare fino a sei settimane. Offerte di supporto digitale come app e chatbot integrano la cura post-operatoria professionale. Il latte materno delle madri oltre i 40 anni contiene un contenuto proteico elevato. Il colostro delle madri più anziane presenta concentrazioni più elevate dei fattori immunitari IL-1β e IL-6. In caso di ipertensione in gravidanza, il contenuto di grassi ed energia del latte materno può essere ridotto nelle prime settimane. Le madri in sovrappeso oltre i 40 anni producono latte materno con contenuti più elevati di proteine, grassi ed energia. Studi dimostrano che le madri più anziane tendono a allattare con maggiore successo e per periodi più lunghi rispetto alle madri più giovani. Allattare in età avanzata riduce dimostrabilmente lo stress cronico.

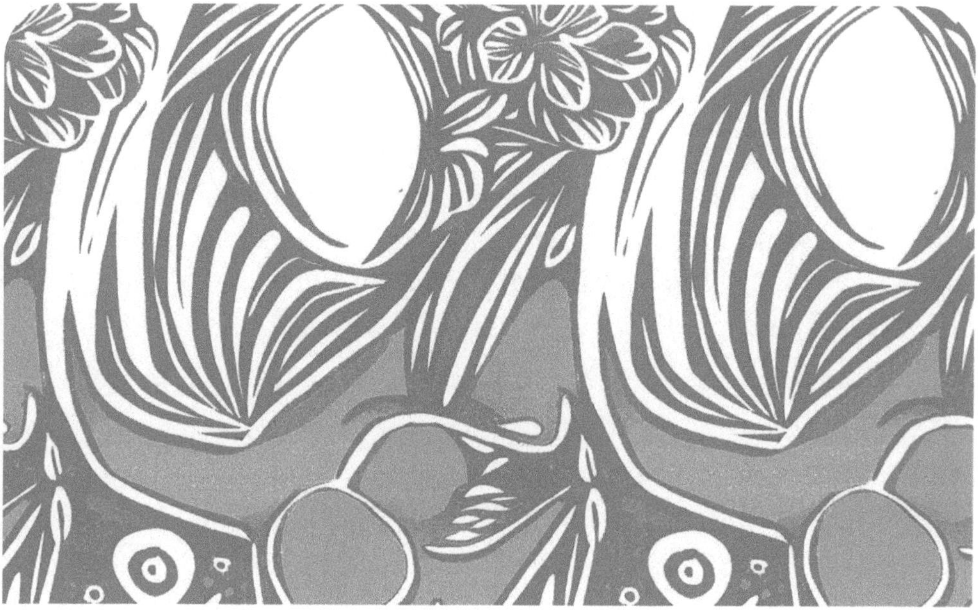

3. 3. 0. Salute mentale

La nascita di un bambino e il periodo del puerperio comportano cambiamenti profondi - non solo fisici, ma anche emotivi. Come affrontano i genitori over 40 questa fase particolare della vita? Quali sfide specifiche si presentano per la salute mentale in questa fascia d'età? La ricerca mostra che la genitorialità tardiva comporta sia opportunità che rischi per il benessere psicologico. Da un lato, i genitori over 40 spesso possiedono maggiore esperienza di vita e strategie di coping consolidate. Dall'altro lato, fattori come rischi sanitari aumentati o aspettative sociali possono generare ulteriore stress. Particolarmente nelle prime settimane dopo la nascita, è importante riconoscere e prendere sul serio i propri bisogni psicologici. Come possono i genitori proteggere attivamente la propria salute mentale in questo periodo? Quali segnali di allerta dovrebbero tenere d'occhio? Le sezioni seguenti offrono approfondimenti basati su evidenze e strategie pratiche su come i genitori over 40 possano affrontare con successo le sfide emotive della nascita e del puerperio.

„Studi mostrano che in particolare le madri di bambini con gravi malattie o disabilità presentano una salute fisica e mentale significativamente peggiore rispetto ad altre madri."

3. 3. 1. Gestione delle sollecitazioni fisiche

Le sollecitazioni fisiche associate alla cura di bambini con gravi malattie o disabilità rappresentano una sfida immensa per i genitori. Studi dimostrano che in particolare le madri di bambini colpiti presentano una salute fisica e mentale significativamente peggiore rispetto ad altre madri [s103]. Queste sollecitazioni aumentano con la durata della responsabilità di cura, un fenomeno che gli esperti definiscono effetto dose. Per affrontare meglio le sfide fisiche, è essenziale adottare misure preventive. Una routine quotidiana strutturata con pause di recupero pianificate può aiutare a gestire meglio le proprie risorse energetiche. Ad esempio, brevi esercizi di rilassamento tra le attività di cura o l'inserimento consapevole di pause durante compiti particolarmente faticosi possono ridurre il carico immediato. La ricerca dimostra che le risorse sociali ed economiche possono fungere da importanti fattori protettivi [s103]. Pertanto, i genitori non dovrebbero esitare ad accettare le offerte di supporto disponibili. Ciò può significare, ad esempio, avvalersi di servizi di assistenza o chiedere ai membri della famiglia un aiuto regolare. Una rete sociale più ampia contribuisce dimostrabilmente al miglioramento del benessere psicologico [s104], il che a sua volta influisce positivamente sulla resilienza fisica. La situazione è particolarmente impegnativa per i genitori che devono anche prendersi cura di un coniuge con disabilità. Studi mostrano che questo carico multiplo porta a un significativo declino della salute generale [s105]. In tali casi, è particolarmente importante richiedere supporto professionale e distribuire la cura su più spalle. Un aspetto importante nella gestione delle sollecitazioni fisiche è lo sviluppo della generatività - la capacità di prendersi cura degli altri prestando attenzione anche ai propri bisogni [s106]. Questo può essere promosso attraverso l'apprendimento di tecniche per una migliore consapevolezza corporea e attraverso esercizi di movimento regolari. In concreto, ciò significa, ad esempio, incorporare brevi esercizi di stretching quotidiani o praticare tecniche di rilassamento come rilassamento muscolare progressivo. Le risorse psicologiche giocano un ruolo centrale nella gestione delle sollecitazioni fisiche. Un elevato benessere eudaimonico e una maggiore autoaccettazione possono avere effetti positivi sulla salute metabolica [s107]. Nella pratica, ciò può significare fissare obiettivi realistici e apprezzare anche i piccoli successi. Ad esempio, tenere un diario dei successi può aiutare a registrare esperienze positive e rafforzare la propria resilienz.

I cambiamenti nello stile di vita possono contribuire in modo significativo alla gestione delle sollecitazioni fisiche [s108]. Questi includono:
- Attività fisica regolare, anche se si tratta solo di brevi passeggiate
- Un'alimentazione equilibrata con sufficiente apporto di vitamine e minerali
- Rispetto dei ritmi del sonno
- Integrazione di tecniche di rilassamento nella vita quotidiana

È importante comprendere che cercare supporto non rappresenta una debolezza [s108]. Un aiuto tempestivo può prevenire la cronicizzazione dei disturbi fisici. Un piano d'azione individuale che consideri sia gli aspetti fisici che quelli psicologici può aiutare a gestire meglio le sfide quotidiane. La qualità del supporto ricevuto gioca un ruolo importante [s104]. Esperienze di supporto negative possono generare ulteriore stress e dovrebbero essere evitate quando possibile. È quindi consigliabile costruire un ambiente di supporto e mantenere una comunicazione chiara sui propri bisogni. Le interventi che aumentano il benessere eudaimonico possono anche migliorare il funzionamento biologico [s107]. Ciò può essere raggiunto attraverso la partecipazione regolare a gruppi di autoaiuto, supporto terapeutico o corsi di rilassamento specifici. È importante integrare queste attività come parte integrante della vita quotidiana e non percepirle come un ulteriore carico.

Glossario

Benessere eudaimonico
Una forma di benessere psicologico che si riferisce alla crescita personale, al significato e alla realizzazione del proprio potenziale, a differenza del semplice piacere o della felicità.

Effetto dose
Un principio scientifico che descrive come una sollecitazione aumenti con l'intensità o la durata. Più a lungo o intensamente è l'esposizione, maggiore è l'impatto.

Generatività
Un concetto di psicologia dello sviluppo che descrive la capacità umana di superare se stessi e impegnarsi in modo produttivo per le generazioni future.

Rilassamento muscolare progressivo
Una tecnica di rilassamento sistematica in cui diversi gruppi muscolari vengono prima contratti e poi consapevolmente rilassati per ridurre lo stress e alleviare la tensione fisica.

3. 3. 2. Supporto partnerale

Il supporto partnerale gioca un ruolo centrale per il benessere psicologico dei genitori, specialmente quando si trovano ad affrontare sfide particolari. Studi dimostrano che i genitori che si sentono apprezzati e supportati dai propri partner mostrano una maggiore soddisfazione relazionale e soffrono meno di stress psicologico [s109]. Un aspetto particolarmente importante è il coping diadico - la gestione condivisa dello stress da parte di entrambi i partner. Questa forma di supporto si è dimostrata particolarmente efficace nel ridurre gli effetti negativi delle pressioni [s110]. Nella pratica, ciò può significare che i partner effettuano regolari "check-in relazionali", durante i quali parlano apertamente delle rispettive pressioni e sviluppano insieme strategie di soluzione. Curiosamente, i risultati della ricerca mostrano differenze di genere: le donne riportano più frequentemente di sentirsi meno apprezzate rispetto agli uomini. Tuttavia, quando ricevono apprezzamento, questo ha un impatto positivo più forte sulla loro soddisfazione relazionale e sui livelli di stress [s109]. Ciò sottolinea l'importanza di una comunicazione consapevole e attiva del riconoscimento nella relazione.

La situazione è particolarmente impegnativa per i genitori di bambini con bisogni speciali, come ad esempio le disturbi dello spettro autistico. Qui si evidenzia che il supporto sociale da parte del partner rappresenta un fattore di protezione essenziale [s111]. Le misure di supporto concrete possono includere:

- Turni di cura alternati, per consentire all'altro partner di avere momenti di recupero
- Partecipazione congiunta a corsi per genitori o sedute di terapia
- Supporto emotivo reciproco attraverso l'ascolto attivo e la comprensione

Un aspetto importante è anche la gestione delle pressioni lavorative e dei loro effetti sulla famiglia. Quando un partner è sotto forte stress professionale, ciò può portare a sensi di colpa nei confronti della famiglia [s112]. Qui è fondamentale che i partner:
- Sviluppino aspettative realistiche su se stessi e sull'altro
- Pianifichino e organizzino consapevolmente del tempo di qualità
- Si supportino a vicenda nel mantenere un equilibrio tra vita lavorativa e vita privata

La ricerca mostra anche che esperienze di supporto negative possono essere particolarmente dannose e correlarsi a sintomi depressivi aumentati [s111]. Pertanto, è importante che i partner imparino come supportarsi efficacemente. Strategie utili includono:
- Ascolto attivo senza proposte di soluzione immediate
- Rispetto per i sentimenti dell'altro
- Sviluppo congiunto di strategie di coping

Per i genitori di figli adulti con gravi malattie mentali, il supporto partnerale è particolarmente importante, poiché questo gruppo spesso presenta i livelli di benessere più bassi [s113]. Qui il supporto reciproco può essere rafforzato attraverso le seguenti misure:
- Pianificazione congiunta della previdenza futura
- Scambi regolari su preoccupazioni e paure
- Utilizzo congiunto di offerte di supporto professionale

La qualità della relazione partnerale ha anche un impatto diretto sulla capacità dei genitori di creare interazioni positive con i propri figli [s114]. I partner possono supportarsi a vicenda, ad esempio:
- Alternandosi nei compiti educativi
- Sviluppando insieme strategie educative coerenti
- Offrendosi reciproci feedback positivi sul proprio ruolo di genitore

Un aspetto spesso trascurato è l'importanza del supporto da parte degli amici, che può fungere da cuscinetto tra il supporto genitoriale e le condizioni di salute croniche [s115]. Pertanto, i partner dovrebbero incoraggiarsi a vicenda:

- A mantenere i propri contatti sociali
- A costruire amicizie comuni
- A prendersi del tempo per attività individuali

Glossario

coping diadico

Una strategia di gestione dello stress nelle relazioni, in cui entrambi i partner agiscono come una squadra e utilizzano insieme le proprie risorse per affrontare le sfide. Questo va oltre il semplice supporto reciproco e include approcci coordinati alla risoluzione dei problemi.

disturbo dello spettro autistico

Un disturbo neurologico dello sviluppo caratterizzato da difficoltà nell'interazione sociale, nella comunicazione e da schemi comportamentali ripetitivi. Le manifestazioni possono variare da lievi a gravi.

Riepilogo - 3. 3. Salute mentale

- Studi mostrano una salute fisica e mentale significativamente peggiore nelle madri di bambini con gravi malattie.
- Il cosiddetto effetto dose descrive l'intensificazione dei carichi con l'aumentare della durata dell'assistenza.
- Risorse sociali ed economiche fungono da importanti fattori protettivi per la salute mentale dei genitori caregiver.
- Un carico multiplo dovuto alla cura aggiuntiva di un partner porta a significative perdite di salute.
- La generatività - l'equilibrio tra cura e autocura - è centrale per affrontare i carichi.
- Un elevato benessere eudaimonico ha un effetto positivo sulla salute metabolica.
- Esperienze di supporto negative correlano con un aumento dei sintomi depressivi.
- Il coping diadico riduce dimostrabilmente gli effetti negativi dei carichi.
- Le donne traggono maggiori benefici dall'apprezzamento ricevuto rispetto agli uomini in relazione alla soddisfazione relazionale.
- I genitori di figli adulti con gravi malattie mentali mostrano i livelli di benessere più bassi.
- Il supporto amichevole funge da cuscinetto tra il supporto genitoriale e le condizioni di salute croniche.

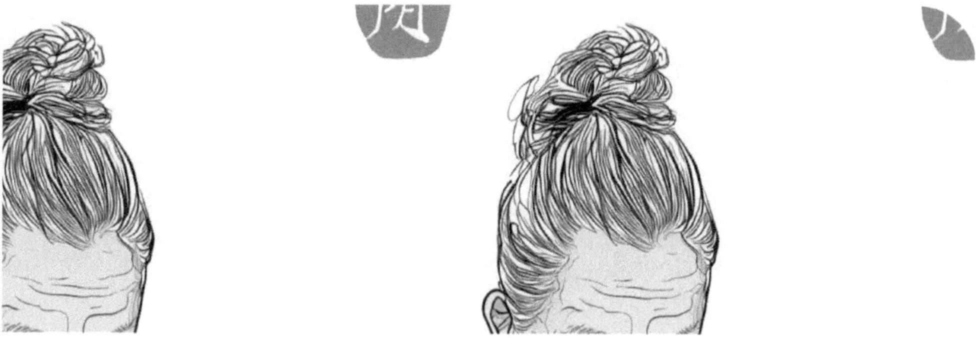

Revisione - 3. Parto e puerperio

- Il numero di nascite dopo i 35 anni è aumentato del 900% negli ultimi cinque decenni.
- Per le primipare oltre i 40 anni, la probabilità di un cesareo è significativamente più alta.
- L'induzione del parto viene tipicamente presa in considerazione per le donne in gravidanza a partire dalla 39ª-40ª settimana di gestazione.
- Circa la metà delle gravidanze nella fascia di età 40+ sono indesiderate.
- Le donne tra i 40 e i 44 anni hanno un rischio aumentato del 17% di complicazioni multiple in gravidanza.
- La composizione del latte materno nelle madri oltre i 40 anni presenta un contenuto proteico aumentato.
- Il colostro delle madri oltre i 40 anni mostra una concentrazione elevata di alcuni fattori immunitari (IL-1β e IL-6).
- Le madri più anziane allattano spesso con maggiore successo e per periodi più lunghi rispetto alle madri più giovani.
- Nelle madri in sovrappeso di età avanzata, il latte materno presenta contenuti più elevati di proteine, grassi ed energia.
- Il tasso di cesarei medicalmente indicati è rimasto stabile nel corso degli anni, mentre il tasso di cesarei senza chiara indicazione medica è diminuito significativamente.
- Per le donne a partire dai 45 anni, il tasso di cesarei elettivi è di circa il 20,2%.
- I tassi di successo per un parto vaginale dopo un cesareo (TOLAC) sono sorprendenti, pari al 91,3%.
- Le emorragie moderate si verificano circa tre volte più frequentemente nei cesarei rispetto ai parti naturali senza complicazioni.
- Mentre le sfide fisiche del parto e del puerperio sono state ora affrontate, attende già la prossima fase emozionante: la vita con un bambino oltre i 40 porta con sé le proprie sorprese.

4. 0. 0. Vita con un bambino dopo i 40

La vita con un bambino dopo i 40 anni presenta sfide particolari per i genitori, ma offre anche opportunità uniche. Come si può conciliare la carriera costruita nel corso degli anni con i nuovi compiti familiari? Quali aspetti di salute è necessario considerare? E come si riesce a non perdere di vista le proprie esigenze? L'esperienza di vita e la maturità emotiva che molti genitori di questa età portano con sé possono rivelarsi risorse preziose. Allo stesso tempo, il bilanciamento tra lavoro, famiglia e cura di sé richiede una gestione energetica ben ponderata e reti di supporto solide. Questo capitolo esplora le diverse sfaccettature della vita familiare oltre i 40 anni e mostra percorsi concreti per connettere con successo le diverse aree della vita. In particolare, la prevenzione sanitaria e una definizione realistica dei ruoli come genitori tardivi giocano un ruolo centrale. Le sezioni seguenti offrono strategie basate su evidenze e approcci pratici per una vita familiare di successo, affinché la vita con un bambino oltre i 40 anni diventi un'esperienza gratificante.

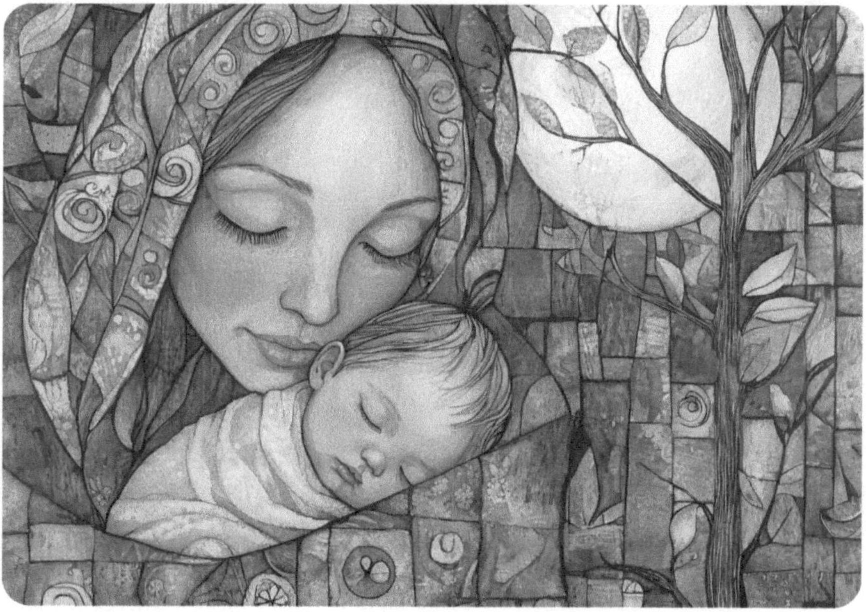

4. 1. 0. Prevenzione sanitaria

La prevenzione sanitaria dopo i 40 anni presenta molte sfide per i genitori: come proteggere al meglio la propria salute mentre si soddisfano le esigenze della vita familiare? Quali misure preventive sono particolarmente importanti in questa fase della vita? E come è possibile integrare in modo affidabile i necessari controlli di prevenzione e le visite mediche nella frenetica quotidianità con i bambini? Con l'avanzare dell'età, aumenta l'importanza di una prevenzione sanitaria sistematica. Non si tratta solo di visite mediche regolari, ma di un concetto olistico che comprende controlli di prevenzione, alimentazione consapevole e attività fisica adeguata. Trovare il giusto equilibrio tra misure preventive e le esigenze della famiglia è un compito centrale per i genitori oltre i 40 anni. Le sezioni seguenti mostrano modi concreti per gestire efficacemente la propria prevenzione sanitaria, senza perdere di vista il piacere della vita familiare.

„Dal compimento dei 40 anni, è consigliabile effettuare controlli annuali della pressione arteriosa, specialmente in presenza di fattori di rischio come il diabete o malattie cardiache."

4. 1. 1. Misure preventive per la salute

Con l'avanzare dell'età, la prevenzione sanitaria diventa sempre più importante per rilevare e prevenire le malattie in modo tempestivo. Un approccio sistematico alla prevenzione sanitaria può contribuire a mantenere la qualità della vita a lungo termine [s116]. Controlli di salute regolari costituiscono la base delle misure preventive. A partire dai 40 anni, dovrebbero essere effettuati controlli annuali della pressione sanguigna, specialmente se ci sono fattori di rischio come diabete o malattie cardiache [s116]. Un consiglio pratico è l'acquisto di un misuratore di pressione di alta qualità per casa, per effettuare controlli regolari e documentare i valori. I livelli di colesterolo dovrebbero essere controllati ogni cinque anni, se i valori sono normali. Le persone con un rischio elevato di malattie cardiovascolari dovrebbero concordare controlli più frequenti con il proprio medico [s116]. Una misura preventiva efficace è passare a una dieta mediterranea, che ha dimostrato di ridurre il rischio di malattie cardiovascolari [s117]. Le visite di screening per il cancro assumono un'importanza significativa a partire dai 45 anni. La prevenzione del cancro del colon dovrebbe essere effettuata regolarmente a partire da quest'età [s116]. Sono disponibili diversi metodi di esame, come il test immunologico delle feci o la colonscopia. Una strategia utile è quella di associare questi appuntamenti al compleanno, per non dimenticarli. Particolare attenzione merita lo screening per il diabete, che dovrebbe avvenire ogni tre anni a partire dai 35 anni, soprattutto in caso di

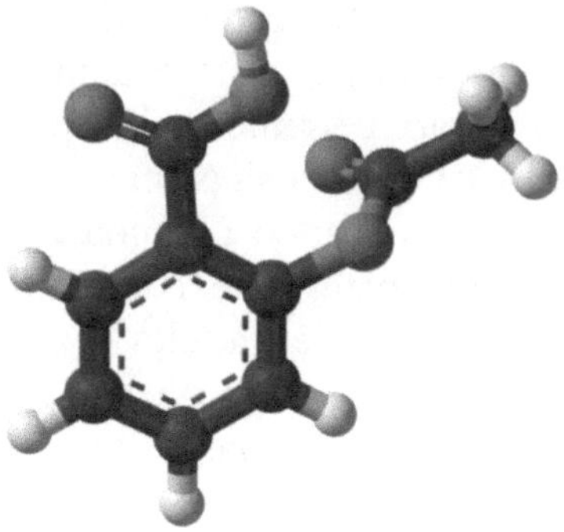

Aspirina [i8]

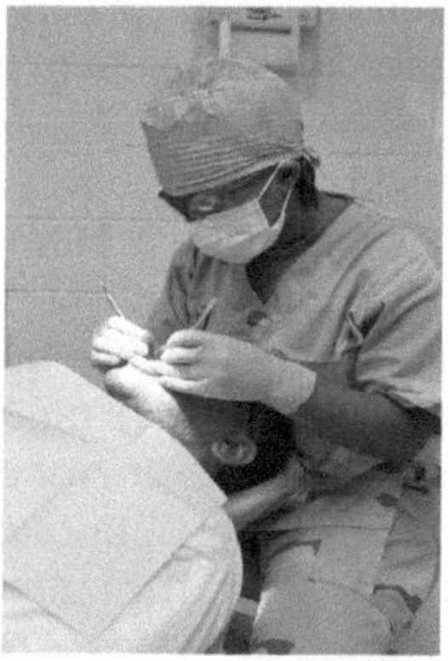

Pulizia dentale [i9]

sovrappeso [s118]. Un approccio pratico per la prevenzione del diabete è integrare più movimento nella vita quotidiana, ad esempio utilizzando la bicicletta per brevi tragitti o facendo passeggiate regolari durante la pausa pranzo. La prevenzione dentale dovrebbe essere effettuata una o due volte all'anno [s116]. È consigliabile programmare anche la pulizia dentale professionale. Gli esami oculistici sono raccomandati ogni 2-4 anni tra i 40 e i 54 anni, e più frequentemente dopo [s116]. Uno stile di vita attivo gioca un ruolo centrale nella prevenzione sanitaria [s119]. Questo include non solo l'attività fisica, ma anche i contatti sociali e una dieta equilibrata. Un consiglio pratico è fondare o unirsi a un gruppo sportivo, che promuove sia l'attività fisica che i contatti sociali. Le vaccinazioni rimangono importanti anche in età adulta [s118]. Oltre alla vaccinazione annuale contro l'influenza, dovrebbero essere regolarmente aggiornate anche altre vaccinazioni come il tetano-difterite. È consigliabile tenere un calendario vaccinale personale e impostare promemoria sullo smartphone. Per alcuni gruppi a rischio, ci sono misure preventive aggiuntive. Gli uomini che hanno mai fumato dovrebbero sottoporsi a controlli per aneurismi dell'aorta addominale [s120]. I fumatori tra i 50 e gli 80 anni dovrebbero considerare controlli regolari per il cancro ai polmoni [s120]. La prevenzione delle malattie cardiovascolari può essere supportata dall'assunzione di aspirina per le persone tra i 50 e i 59 anni con alto rischio cardiovascolare [s120]. Tuttavia, ciò dovrebbe sempre avvenire in consultazione con il medico. La depressione è un fattore di rischio spesso trascurato per uno stile di vita inattivo [s119]. Controlli regolari della salute mentale sono quindi altrettanto importanti quanto gli esami fisici. Una strategia collaudata è tenere un diario dell'umore per riconoscere i primi segni di depressione. La qualità della prevenzione sanitaria può essere monitorata attraverso l'uso di indicatori di qualità della prevenzione (PQIs) [s121]. Questi aiutano a identificare e affrontare tempestivamente potenziali problemi nella cura ambulatoriale.

Glossario

Aneurisma dell'aorta addominale
Un'espansione patologica a forma di pallone dell'arteria principale nella cavità addominale. Se non trattata, questa dilatazione vascolare può rompersi e causare emorragie potenzialmente letali.

Indicatori di qualità della prevenzione
Valori standardizzati nel settore sanitario che valutano l'efficacia delle misure preventive. Comprendono, ad esempio, i tassi di ospedalizzazione per malattie croniche o i tassi di vaccinazione in specifici gruppi di popolazione.

cardiovascolare
Si riferisce al cuore e ai vasi sanguigni come unità funzionale. Un sistema interconnesso responsabile della circolazione del sangue in tutto il corpo.

4. 1. 2. Gestione dell'energia nella vita quotidiana

La gestione della propria energia diventa particolarmente importante a partire dai 40 anni, poiché i cambiamenti fisici e ormonali influenzano direttamente il nostro equilibrio energetico. Una gestione consapevole delle risorse energetiche disponibili diventa quindi un aspetto fondamentale della prevenzione sanitaria. L'alimentazione gioca un ruolo centrale. Gli alimenti ricchi di ferro sono particolarmente importanti per stabilizzare i livelli di energia e prevenire un anemia [s122]. Un approccio pratico è quello di integrare nella dieta quotidiana verdure a foglia verde, legumi o carne rossa magra. La combinazione con alimenti ricchi di vitamina C, ad esempio attraverso un succo d'arancia nel muesli della colazione, migliora l'assorbimento del ferro. I disturbi del sonno possono influenzare notevolmente l'equilibrio energetico e portare a ulteriori problemi di salute [s123]. Una strategia efficace è stabilire una routine di sonno costante: andare a letto e svegliarsi alla stessa ora ogni giorno, anche nei fine settimana. Creare un ambiente di sonno rilassante con luce soffusa e temperature piacevoli intorno ai 18°C. Lo stress ha un impatto significativo sul nostro equilibrio energetico [s123]. Un metodo collaudato di gestione dell'energia è pianificare consapevolmente delle fasi di recupero nella giornata. In concreto, ciò significa: inserire tre o quattro brevi pause di 10-15 minuti durante il giorno. Utilizzare questo tempo per esercizi di respirazione, una breve passeggiata o una meditazione. Per le donne, i sintomi del PMS possono influenzare notevolmente il livello di energia [s124]. Una gestione energetica proattiva significa qui contrassegnare i giorni sintomatici nel calendario e prestare particolare attenzione a un adeguato riposo e a un'alimentazione equilibrata in quel periodo. Pianificare appuntamenti importanti, se possibile, al di fuori di questa fase. L'assunzione di calcio e vitamina D diventa ulteriormente importante negli anni '40 [s125]. Un approccio intelligente è iniziare la giornata con una colazione ricca di calcio, come uno yogurt naturale con noci e frutti di bosco. La formazione di vitamina D può essere supportata da un'attività fisica regolare all'aperto, idealmente combinata con una passeggiata durante la pausa pranzo. Le nostre decisioni di stile di vita hanno un impatto diretto sul nostro equilibrio energetico [s125]. Un consiglio pratico è tenere un diario dell'energia per due settimane, in cui documentare le proprie attività, alimentazione e livelli di energia. Questo aiuta a identificare i fattori che rubano energia e a contrastarli. In caso di disturbi gastrointestinali, che spesso si accompagnano a una perdita di energia, un adeguamento dell'alimentazione può essere utile [s123]. L'introduzione di una dieta a basso FODMAP dovrebbe avvenire sotto la guida di un esperto. Iniziare con un diario alimentare per identificare gli alimenti problematici. Una gestione equilibrata dell'energia significa anche conoscere e rispettare i propri limiti. Sviluppare una sensibilità per capire quando è necessario fare una pausa. Un approccio collaudato è la "regola 20-80": pianificare la giornata in modo da utilizzare circa l'80% della propria energia per attività programmate e mantenere il 20% come riserva per imprevisti. Integrare il movimento nella vita quotidiana è una fonte importante di energia, ma deve essere fatto con moderazione. Iniziare la giornata con leggeri esercizi di stretching, utilizzare le scale invece dell'ascensore e fare una passeggiata serale - queste piccole attività si sommano a un notevole guadagno energetico.

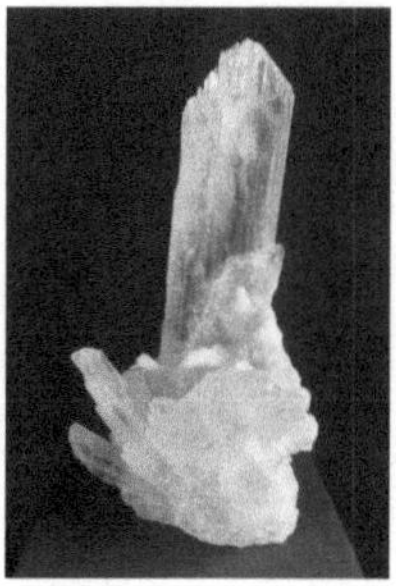

Calcio [i10]

Glossario

Anemia

Una malattia in cui ci sono troppi pochi globuli rossi o emoglobina nel sangue, che porta a stanchezza e debolezza. Conosciuta anche come anemia.

FODMAP

Oligosaccaridi, disaccaridi, monosaccaridi e polioli fermentabili - carboidrati specifici che possono causare problemi digestivi in alcune persone. Spesso presenti nel grano, in alcuni frutti e nei prodotti lattiero-caseari.

PMS

Sindrome premestruale - un insieme di sintomi fisici ed emotivi che possono verificarsi circa 7-10 giorni prima del ciclo mestruale. Colpisce circa il 75% di tutte le donne in età fertile.

Riepilogo - 4. 1. Prevenzione sanitaria

- Dal 40° anno di età, i controlli annuali della pressione sanguigna sono essenziali, specialmente in presenza di diabete o malattie cardiache.
- I valori del colesterolo dovrebbero essere controllati ogni cinque anni se sono normali.
- La dieta mediterranea può ridurre comprovabilmente il rischio di malattie cardiovascolari.
- La prevenzione del cancro del colon diventa particolarmente importante a partire dal 45° anno di età.
- Lo screening per il diabete dovrebbe avvenire ogni tre anni a partire dai 35 anni, più frequentemente in caso di sovrappeso.
- Gli uomini con una storia di fumo dovrebbero sottoporsi a controlli per aneurismi dell'aorta addominale.
- L'assunzione di aspirina può avere un effetto preventivo in persone tra i 50 e i 59 anni con alto rischio cardiovascolare.
- La qualità della prevenzione è monitorata attraverso indicatori di qualità della prevenzione (PQI).
- Un'alimentazione ricca di ferro combinata con vitamina C migliora significativamente l'assorbimento del ferro.
- La "regola del 20-80" raccomanda di pianificare il 20% dell'energia giornaliera come riserva per imprevisti.
- Una dieta a basso contenuto di FODMAP può aiutare in caso di disturbi gastrointestinali e conseguente perdita di energia.
- I sintomi della sindrome premestruale dovrebbero essere particolarmente considerati nella pianificazione energetica.

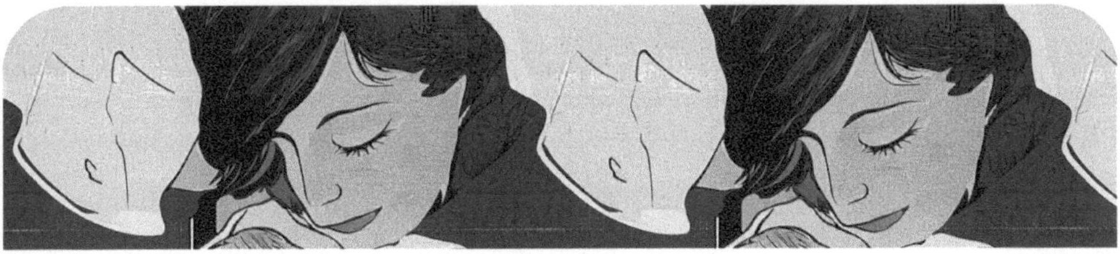

4. 2. 0. Organizzazione quotidiana

L'organizzazione della vita quotidiana con un bambino presenta sfide particolari per i genitori oltre i 40 anni. Come si può gestire il delicato equilibrio tra impegni professionali e responsabilità familiari? Quali possibilità di supporto esistono quando è necessario coordinare sia la cura dei bambini che, eventualmente, l'assistenza ai propri genitori? La situazione di vita dei genitori oltre i 40 anni spesso differisce notevolmente da quella dei genitori più giovani, sia per la posizione professionale consolidata, la situazione finanziaria o la responsabilità aggiuntiva nei confronti della generazione più anziana. Un'organizzazione quotidiana ben pianificata è quindi particolarmente importante. Le sezioni seguenti mostrano strategie concrete e approcci pratici su come poter gestire con successo la propria vita con un bambino anche in questa fase della vita.

> *„Il Time-Blocking è una strategia efficace per i genitori over 40: definire fasce orarie fisse per le attività lavorative e familiari, ad esempio la mattina presto per il lavoro, il tardo pomeriggio per la famiglia.“*

4. 2. 1. Conciliazione tra lavoro e famiglia

La conciliazione tra lavoro e famiglia rappresenta una sfida complessa, soprattutto per i genitori over 40, che offre sia opportunità che difficoltà. Studi recenti mostrano che tre madri su quattro si aspettano maggiore supporto dai loro datori di lavoro [s126], sottolineando l'urgenza di questo tema. Nel mondo del lavoro moderno si sono affermati diversi modelli che consentono un migliore equilibrio. Molte aziende offrono orari di lavoro flessibili e opzioni di lavoro da casa [s127], il che è particolarmente prezioso per i genitori. Un esempio pratico è il modello "Flexible-Four", in cui i dipendenti possono distribuire la loro settimana lavorativa di 40 ore su quattro giorni, creando così un giorno in più per la famiglia. La pianificazione finanziaria gioca un ruolo centrale nella conciliazione tra lavoro e famiglia [s128]. Si consiglia di redigere un budget familiare dettagliato che consideri sia le spese regolari che i risparmi per eventi imprevisti. Un approccio concreto è la regola 50-30-20: il 50% del reddito per spese necessarie, il 30% per desideri e il 20% per risparmi e previdenza. Particolarmente impegnativa è la reintegrazione nel lavoro dopo il congedo parentale. Molte madri riportano sentimenti di esaurimento e mancanza di riconoscimento [s126]. Per contrastare questo, le aziende progressive istituiscono comunità di genitori e offrono programmi di mentoring [s127]. Un concetto collaudato è il "modello tandem", in cui due lavoratori part-time condividono una posizione e possono coprirsi a vicenda. Il ruolo della comunicazione sul posto di lavoro non deve essere sottovalutato. Conversazioni aperte con i superiori sulla propria situazione e possibili adattamenti degli orari di lavoro sono essenziali [s127]. Un consiglio pratico è tenere un "diario di conciliazione", in cui si documenta per diverse settimane quali orari e modelli di lavoro funzionano meglio. Il conflitto di ruolo tra obblighi professionali e familiari può portare a notevole stress [s129]. Una strategia efficace è il "Time-Blocking", in cui si definiscono finestre temporali fisse per attività lavorative e familiari. Ad esempio, la mattina presto può essere riservata per compiti lavorativi importanti, mentre il tardo pomeriggio è dedicato alla famiglia. L'uso di strumenti digitali e social media può avere sia vantaggi che svantaggi [s129]. Mentre da un lato consentono lo scambio con altri genitori coinvolti, il tempo online dovrebbe essere consapevolmente limitato. Una soluzione pratica è il "Digital Family Time": momenti stabiliti in cui tutti i membri della famiglia mettono da parte i propri dispositivi digitali. Per molti genitori sorge la questione fondamentale della priorità tra carriera e famiglia [s128]. Una soluzione equilibrata può essere il "modello di alternanza", in cui fasi di intensa attività professionale si alternano a periodi di maggiore presenza familiare. Ciò richiede una pianificazione attenta e una comunicazione aperta con tutte le parti coinvolte. Le misure di supporto da parte dei datori di lavoro, come la cura dei bambini in loco o orari di transizione flessibili dopo il congedo parentale, sono particolarmente apprezzate dai dipendenti [s126]. Un concetto innovativo è il "Family-First-Program", in cui i dipendenti possono spostare l'orario di lavoro in caso di emergenze familiari senza burocrazia. La riuscita conciliazione tra lavoro e famiglia richiede continui aggiustamenti e la disponibilità di tutte le parti coinvolte a percorrere nuove strade. È importante valutare regolarmente le strategie scelte e adattarle se necessario.

4. 2. 2. Costruire reti di supporto

La creazione di una rete di supporto sostenibile è di particolare importanza per i genitori oltre i 40 anni, poiché spesso devono coordinare non solo la cura dei propri figli, ma anche l'assistenza a familiari anziani [s130]. Una rete ben strutturata consente di gestire meglio entrambe le attività senza trascurare la propria salute. Una colonna centrale è rappresentata dai servizi di supporto professionale. Questi includono centri di consulenza che informano sui servizi disponibili, offrono gestione dei casi individuale gestione dei casi e supportano la coordinazione di diverse offerte di aiuto [s131]. Un approccio pratico è iniziare creando un elenco di tutti i punti di contatto locali e contattarli in base all'urgenza. È utile anche stabilire un referente fisso che funzioni da coordinatore. I servizi di sollievo giocano un ruolo importante nella rete di supporto. Questi possono avvenire sia nell'ambiente domestico (sollievo a domicilio) che in strutture esterne (sollievo fuori casa) [s132]. Per una realizzazione pratica, è consigliabile un piano settimanale in cui siano previsti orari fissi per le offerte di sollievo. Ad esempio, ogni martedì pomeriggio una persona di assistenza potrebbe occuparsi della cura dei bambini, mentre un servizio di assistenza domiciliare si occupa del familiare bisognoso di cure. Le possibilità di supporto finanziario dovrebbero essere esplorate. In molti casi, i familiari possono lavorare come assistenti pagati [s133]. Questo richiede solitamente una documentazione accurata delle cure fornite e un coordinamento con le assicurazioni competenti. Un consiglio pratico è l'istituzione di un diario digitale delle cure, accessibile a tutti i soggetti coinvolti, che faciliti la comunicazione. I programmi di gestione dello stress e i gruppi di supporto offrono un'importante assistenza emotiva e pratica [s134]. Queste offerte consentono lo scambio con altri soggetti interessati e forniscono strategie di coping fondamentali. Un concetto collaudato è il "sistema tandem", in cui due famiglie si supportano reciprocamente e si alternano nella cura.

L'integrazione di tecnologie assistive può semplificare notevolmente la vita quotidiana [s131]. Strumenti di comunicazione moderni, sistemi di allerta e funzioni di calendario digitali aiutano a coordinare tutti i soggetti coinvolti. Questo può essere realizzato attraverso l'istituzione di una piattaforma digitale comune, dove tutti gli appuntamenti, i piani di medicazione e le responsabilità sono presentati in modo chiaro. La consulenza legale e finanziaria dovrebbe essere richiesta tempestivamente [s131]. Questo riguarda sia le questioni di procura e disposizioni anticipate di trattamento, sia la pianificazione della sicurezza finanziaria a lungo termine. Un approccio concreto è la creazione di un "fascicolo di emergenza", in cui sono raccolti centralmente tutti i documenti e i contatti importanti. Il centro risorse per anziani e persone con disabilità può fungere da punto di contatto centrale [s134]. Qui, i caregiver possono ottenere informazioni sui servizi disponibili e ricevere consulenza nella ricerca di offerte di supporto adeguate. È consigliabile partecipare regolarmente a incontri di consulenza e comunicare chiaramente le proprie esigenze. L'integrazione efficace di tutte le offerte di supporto richiede una valutazione e un adattamento regolari. Un incontro trimestrale di tutti i soggetti coinvolti, in cui vengono scambiate esperienze e discusse possibilità di miglioramento, si è dimostrato efficace nella pratica.

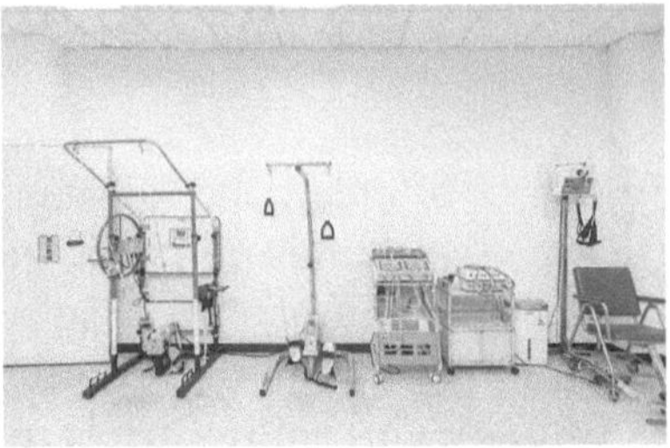

tecnologie assistive [i11]

Glossario

Gestione dei casi
Accompagnamento sistematico e coordinazione dei servizi di aiuto da parte di un assistente specializzato, che mantiene una visione d'insieme e coordina le offerte di aiuto

Sollievo a domicilio
Servizi di assistenza e supporto che si svolgono direttamente a casa, come ad esempio assistenti domestici o servizi di assistenza mobile

Sollievo fuori casa
Offerte di assistenza al di fuori della propria abitazione, come centri diurni o gruppi di svago assistiti

Riepilogo - 4. 2. Organizzazione quotidiana

- Tre madri su quattro si aspettano maggiore supporto dai datori di lavoro.
- Il modello "Flexible-Four" consente una settimana lavorativa di 40 ore distribuita su quattro giorni.
- Aziende progressive istituiscono comunità per genitori e programmi di mentoring.
- Il "modello tandem" consente a due lavoratori part-time di condividere una posizione.
- Il "time-blocking" definisce finestre temporali fisse per attività professionali e familiari.
- Il "modello di alternanza" alterna fasi di intensa attività lavorativa con momenti di famiglia.
- Il "Family-First-Program" consente un trasferimento di orario di lavoro senza burocrazia in caso di emergenze.
- I sistemi di gestione dei casi coordinano centralmente diverse offerte di aiuto.
- Il supporto a domicilio e il supporto fuori casa si integrano nel concetto di assistenza.
- I familiari possono lavorare come assistenti pagati.
- Il "sistema tandem" consente a due famiglie di supportarsi reciprocamente nella cura.
- I diari digitali di assistenza facilitano la comunicazione tra tutte le parti coinvolte.
- Incontri di valutazione trimestrali ottimizzano il coordinamento delle offerte di supporto.

4. 3. 0. Sviluppo personale

Come cambia la propria auto-percezione quando si diventa genitori per la prima volta dopo i 40 anni? Cosa significa per lo sviluppo personale dover ripensare strutture e abitudini consolidate nel corso di decenni? La genitorialità tardiva porta con sé sfide uniche, ma offre anche opportunità particolari per la crescita personale. Mentre i genitori più giovani sono spesso ancora nel pieno della loro ricerca identitaria, le persone oltre i 40 anni di solito possiedono esperienze di vita consolidate e strategie di coping ben sviluppate. Allo stesso tempo, sorgono nuove domande: come si può conciliare la posizione professionale faticosamente conquistata con le esigenze della genitorialità? Qual è il ruolo della resistenza fisica? E come si riesce a non perdere di vista i propri bisogni in mezzo alle nuove responsabilità? I seguenti paragrafi mostrano percorsi concreti su come i genitori tardivi possano integrare con successo il loro nuovo ruolo nella vita e crescere sia attraverso le sfide che le gioie dell'essere genitori.

„Le madri più mature riferiscono spesso di avere meno difficoltà nella definizione del ruolo rispetto alle madri più giovani, poiché hanno già sviluppato un'identità consolidata e percepiscono il ruolo di madre come un arricchimento.“

4. 3. 1. Trovare il proprio ruolo come madre tardiva

La ricerca del proprio ruolo come madre tardiva rappresenta un profondo processo di trasformazione che cambia radicalmente la vita di una donna in tutti gli ambiti [s135]. A differenza delle madri più giovani, le donne oltre i 40 anni spesso riportano una percezione più sfumata di questi cambiamenti e mostrano spesso una maggiore maturità emotiva nell'affrontare le nuove sfide [s136]. Il passaggio alla maternità comporta inizialmente una completa riorganizzazione della propria vita. Mentre molte madri tardive sono già affermate professionalmente e hanno sviluppato chiare strutture quotidiane, il nuovo ruolo richiede una fondamentale rivalutazione delle priorità e degli obiettivi di vita [s135]. Un esempio pratico è l'adattamento della routine quotidiana: dove prima magari si andava in palestra alle 6 del mattino, ora è necessario rispondere in modo flessibile alle esigenze del bambino. Particolarmente interessante è l'osservazione che le madri tardive spesso segnalano meno difficoltà nella ricerca del ruolo rispetto alle madri più giovani [s136]. Questo potrebbe essere legato al fatto che hanno già sviluppato un'identità consolidata e percepiscono il ruolo di madre come un arricchimento, non come una limitazione della propria personalità. Una strategia utile è integrare consapevolmente le esperienze di vita precedenti nel nuovo ruolo: ad esempio, le competenze di gestione dei progetti acquisite nel lavoro possono rivelarsi utili nell'organizzazione della vita familiare. Gli aspetti fisici della maternità rappresentano una sfida particolare per molte madri tardive [s137]. In particolare, le donne che erano molto attive prima della gravidanza devono imparare ad adattare le proprie aspettative alla nuova fase della vita [s138]. Qui il concetto di auto-compassione si è rivelato particolarmente prezioso: invece di giudicarsi per le attività fisiche ridotte, le madri possono imparare ad accettare questa fase come temporanea e a trovare soluzioni creative. Un approccio pratico è, ad esempio, il "workout con il bambino", in cui il bambino viene integrato nelle sessioni di movimento. Le aspettative sociali e culturali giocano un ruolo importante nella ricerca del ruolo [s135]. Le madri tardive si trovano spesso ad affrontare pregiudizi specifici, ad esempio riguardo alla loro energia o resilienza. Un modo costruttivo per affrontare ciò è connettersi consapevolmente con altre madri tardive e costruire una comunità di supporto. Molte città offrono ormai gruppi di gioco o corsi di yoga speciali per madri 40+. Lo sviluppo dal "Io" al "Noi" è un aspetto centrale della ricerca del ruolo [s136]. Non si tratta di una completa perdita della propria identità, ma di un'espansione della propria comprensione di sé. Le madri tardive possono trarre vantaggio dalla loro esperienza di vita e sviluppare consapevolmente strategie per coltivare entrambi gli aspetti della loro identità. Un consiglio pratico è l'introduzione di "rituali di Me-Time", che vengano saldamente integrati nella vita familiare. L'adattamento psicologico al ruolo di madre avviene gradualmente [s135]. È importante comprendere che insicurezze e dubbi sono normali e non dovrebbero essere interpretati come un fallimento personale. Una strategia utile è tenere un diario di maternità, in cui vengono documentati successi, sfide e passi di sviluppo. Per una riuscita ricerca del ruolo, anche la gestione della relazione con il partner è di grande importanza [s137]. Le madri tardive spesso hanno il vantaggio di una relazione consolidata, ma devono comunque imparare a navigare la nuova dinamica. Controlli regolari della relazione e una comunicazione aperta su bisogni e aspettative possono rivelarsi molto utili. L'integrazione del ruolo di madre nell'immagine di sé esistente è un processo continuo [s137], che richiede tempo e pazienza. È importante liberarsi dalle aspettative perfezionistiche e sviluppare invece un atteggiamento realistico e benevolo. Un approccio pratico è la creazione di una "lista dei successi", che documenti non solo i progressi del bambino, ma anche il proprio sviluppo come madre.

Glossario

Processo di trasformazione
Un cambiamento fondamentale della personalità e dello stile di vita, che attraversa diverse fasi e porta a una riorganizzazione della propria identità

Rituale di Me-Time
Finestra di tempo regolarmente pianificata per la cura di sé e il riposo, trascorsa consapevolmente senza famiglia o altri impegni

4. 3. 2. Autocura nella vita familiare quotidiana

L'autocura nella vita familiare quotidiana acquista un'importanza centrale, soprattutto per i genitori oltre i 40 anni, poiché spesso devono destreggiarsi tra molteplici ruoli e responsabilità. La ricerca dimostra chiaramente che un'autocura mirata non solo aumenta il benessere personale, ma influisce positivamente anche sulla qualità dell'educazione dei figli e sull'intero clima familiare [s139]. Un aspetto fondamentale dell'autocura è la regolazione emotiva. Soprattutto in situazioni stressanti, quando ad esempio un bambino piccolo ha una crisi di rabbia e allo stesso tempo devono essere risposte importanti e-mail di lavoro, la capacità di regolazione emotiva è decisiva [s140]. Un esercizio pratico per questo è il "metodo 3-3-3": fare tre respiri profondi, nominare tre oggetti nella stanza e percepire tre sensazioni corporee. Questo breve esercizio di consapevolezza può essere facilmente integrato nella vita quotidiana e aiuta a mantenere la calma. Affrontare molteplici fattori di stress richiede una gestione delle risorse ben ponderata [s141]. Un approccio efficace è il "modello del conto energetico": come per un conto bancario, i genitori dovrebbero prestare attenzione ogni giorno affinché accanto alle "uscite" (cura degli altri) ci siano anche "entrate" (autocura). Questo potrebbe significare, ad esempio, riservare consapevolmente 30 minuti dopo aver messo a letto i bambini per un'attività rilassante, che sia leggere, meditare o fare un bagno rilassante. Particolarmente impegnativa è la ricerca di un equilibrio tra le esigenze professionali e gli obblighi familiari. Un approccio strutturato può alleviare la situazione: creare un piano settimanale che includa esplicitamente "slot di autocura". Questi dovrebbero essere trattati con la stessa serietà degli appuntamenti di lavoro. Un esempio pratico potrebbe essere la "passeggiata del mercoledì mattina" prima del lavoro o la "sessione di yoga del venerdì sera". La dimensione finanziaria dell'autocura è spesso sottovalutata [s139]. Una base finanziaria stabile riduce lo stress e crea spazi per attività che promuovono il benessere personale. Approcci pratici includono l'istituzione di un "budget per l'autocura" o l'investimento in servizi che fanno risparmiare tempo, come assistenti domestici o servizi di consegna di generi alimentari. Il supporto sociale gioca un ruolo chiave nell'autocura sostenibile. Costruire una rete di supporto affidabile è essenziale [s142]. Questo può essere realizzato attraverso incontri regolari con altri genitori, partecipazione a gruppi genitore-bambino o scambi in comunità online. Un consiglio concreto è l'istituzione di una "rotazione di pausa per i genitori", in cui diverse famiglie si alternano nella cura dei bambini. L'equilibrio digitale sta guadagnando sempre più importanza [s140]. Un "Digital Detox" può aiutare a essere mentalmente più presenti per la famiglia. Possibilità pratiche di attuazione includono momenti senza telefono durante i pasti o l'istituzione di "zone senza tecnologia" in determinate aree della casa. Per i familiari che si prendono cura di altri, l'autocura è particolarmente importante [s143]. Dovrebbero attivamente cercare opportunità di sollievo e usufruirne senza sensi di colpa. Un approccio strutturato è tenere un "diario del carico", che aiuta a riconoscere precocemente i segnali di sovraccarico. L'integrazione del movimento nella vita quotidiana è un altro importante elemento dell'autocura. Invece di sessioni di sport separate, gli elementi di movimento possono essere abilmente incorporati nelle attività familiari: gite in bicicletta insieme, "pause di danza" durante la cucina o giochi di movimento in giardino. In definitiva, l'autocura non è un lusso, ma una necessità per una vita familiare sana. Sviluppare una routine di autocura positiva richiede tempo e dovrebbe essere inteso come un processo continuo che si adatta alle mutevoli esigenze familiari.

Glossario

Digital Detox

Una pausa consapevole dai dispositivi digitali e dalle attività online, che può durare tipicamente tra 24 ore e diverse settimane. Mira a ripristinare la naturale capacità di attenzione e a ridurre lo stress.

Regolazione emotiva

La capacità di percepire, comprendere e gestire consapevolmente l'intensità e l'espressione delle proprie emozioni. Si basa su processi neurologici nella corteccia prefrontale del cervello.

Riepilogo - 4. 3. Sviluppo personale

- Le madri tardive mostrano una percezione più differenziata dei cambiamenti e una maggiore maturità emotiva di fronte a nuove sfide.
- Le competenze di gestione del progetto acquisite nella vita professionale si rivelano preziose nell'organizzazione della vita familiare.
- Il concetto di auto-compassione è particolarmente utile nell'adattare le attività sportive a questa nuova fase della vita.
- L'integrazione di rituali di "tempo per me" è un fattore chiave per mantenere l'equilibrio tra il sé e il noi.
- Un diario di maternità supporta l'adattamento psicologico attraverso la documentazione dei successi e dei passi di sviluppo.
- La "metodologia 3-3-3" funge da efficace esercizio di consapevolezza per la regolazione delle emozioni nella vita familiare.
- Il "modello del conto energetico" aiuta a distribuire in modo equilibrato le cure e la cura di sé.
- I "slot di auto-cura" espliciti nel piano settimanale dovrebbero essere trattati come appuntamenti professionali.
- Una "rotazione di pause per genitori" con più famiglie consente fasi di recupero regolari.
- Le "zone senza tecnologia" nell'abitazione promuovono la presenza mentale per la famiglia.

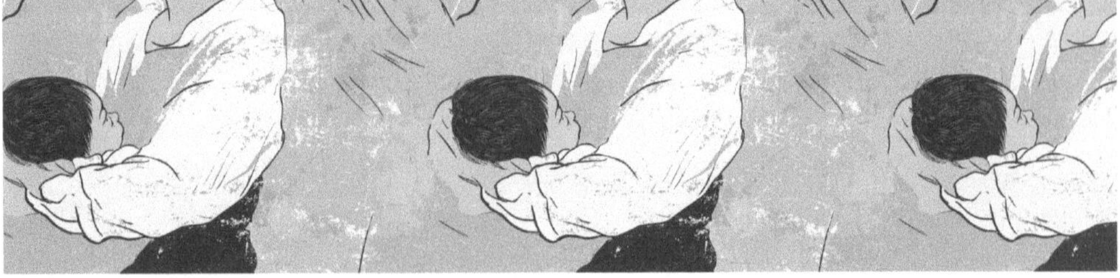

Revisione - 4. Vita con un bambino dopo i 40

- A partire dai 40 anni, l'importanza della prevenzione sanitaria aumenta con controlli annuali della pressione sanguigna e valori di colesterolo ogni 5 anni, se normali.
- La dieta mediterranea riduce comprovabilmente il rischio di malattie cardiovascolari.
- La prevenzione del cancro del colon diventa particolarmente importante a partire dai 45 anni.
- Lo screening per il diabete dovrebbe avvenire ogni tre anni a partire dai 35 anni, soprattutto in caso di sovrappeso.
- Tre madri su quattro si aspettano maggiore supporto dai loro datori di lavoro.
- Il modello "Flexible-Four" consente di distribuire la settimana lavorativa di 40 ore su quattro giorni.
- Il "modello tandem" permette a due lavoratori part-time di condividere una posizione.
- Alimenti ricchi di ferro stabilizzano i livelli di energia e prevengono l'anemia.
- La combinazione con la vitamina C migliora l'assorbimento del ferro.
- La "regola 20-80" raccomanda di dedicare l'80% dell'energia ad attività pianificate e il 20% come riserva.
- Le madri più tarde spesso riportano una percezione più sfumata dei cambiamenti.
- La "metodologia 3-3-3" aiuta nella regolazione delle emozioni: tre respiri, nominare tre cose, percepire tre sensazioni corporee.
- Il "modello del conto energetico" bilancia le "uscite" (cura degli altri) con le "entrate" (cura di sé).
- Una "rotazione di pausa per i genitori" consente un sollievo reciproco nella custodia dei bambini.

Offerte aggiuntive gratuite in programma

Siamo lieti di potervi offrire in futuro materiali supplementari gratuiti per questo libro:

- Un capitolo bonus esclusivo con contenuti aggiuntivi
- Un riassunto compatto dell'intero libro in formato PDF

La pubblicazione di questi materiali è prevista per gennaio 2025.
Vi invitiamo a visitare il nostro sito web già da oggi. Non appena il nostro servizio newsletter sarà attivo (previsto per gennaio 2025), potrete registrarvi per ricevere aggiornamenti e non perdere alcuna novità sulle offerte aggiuntive gratuite.

SaageBooks.com/it/genitorialita_dopo_i_40-bonus-MTZQA7

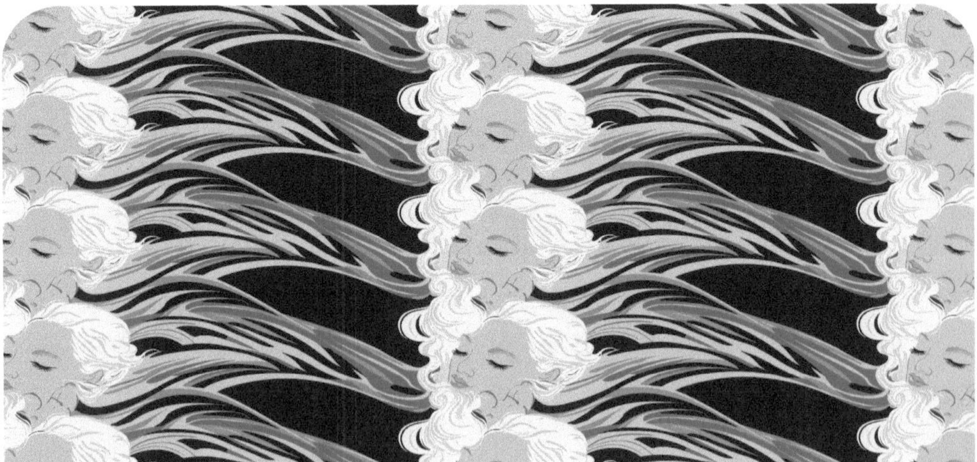

Cari lettori,

Sono profondamente onorato che abbiate dedicato del tempo a leggere il mio libro dall'inizio alla fine. Come autore, il mio più grande desiderio è fornirvi preziose intuizioni e una guida pratica. La vostra fiducia nel mio lavoro significa molto per me. Spero che la lettura sia stata arricchente per voi. Se avete domande o suggerimenti, non esitate a contattarmi attraverso il nostro sito web.

Se avete apprezzato questo libro, gradirei molto una recensione onesta. La vostra opinione è importante per me e aiuta altri lettori a prendere la loro decisione. Potete facilmente lasciare la vostra valutazione onesta sulla piattaforma di vendita dove avete acquistato il libro.
Grazie per il vostro supporto!

Artemis Saage

Saage Media GmbH

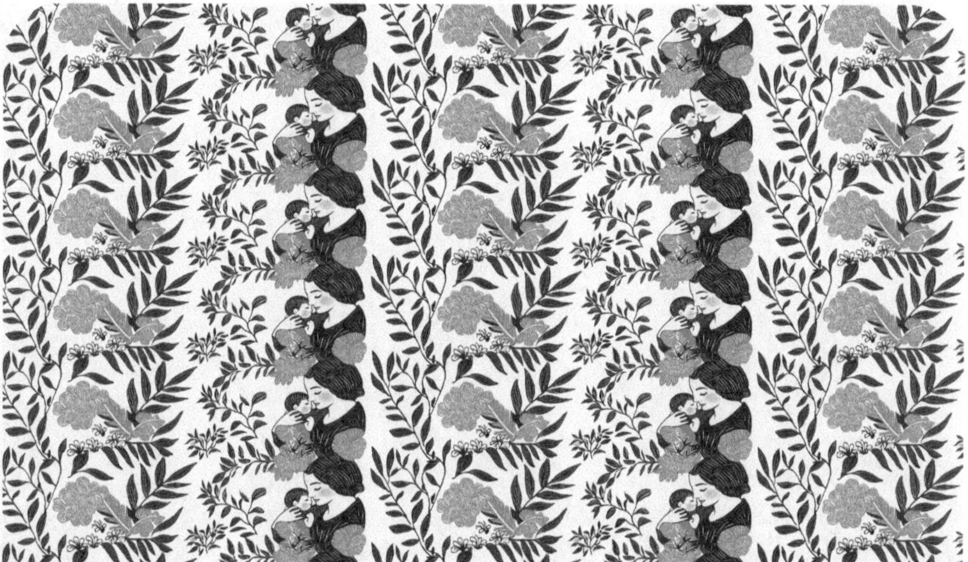

SaageBooks.com/it

Scopri di più! Il nostro sito web editoriale ti offre una vasta selezione di libri aggiuntivi e pubblicazioni interessanti. Oltre ai contenuti gratuiti e ai materiali bonus esclusivi, troverai anche informazioni approfondite sulle nostre opere. Sfoglia la nostra vasta offerta digitale e lasciati ispirare da ulteriori esperienze di lettura. Come servizio speciale, offriamo sia contenuti gratuiti che a pagamento per completare perfettamente la tua esperienza di lettura.

SaageBooks.com/it

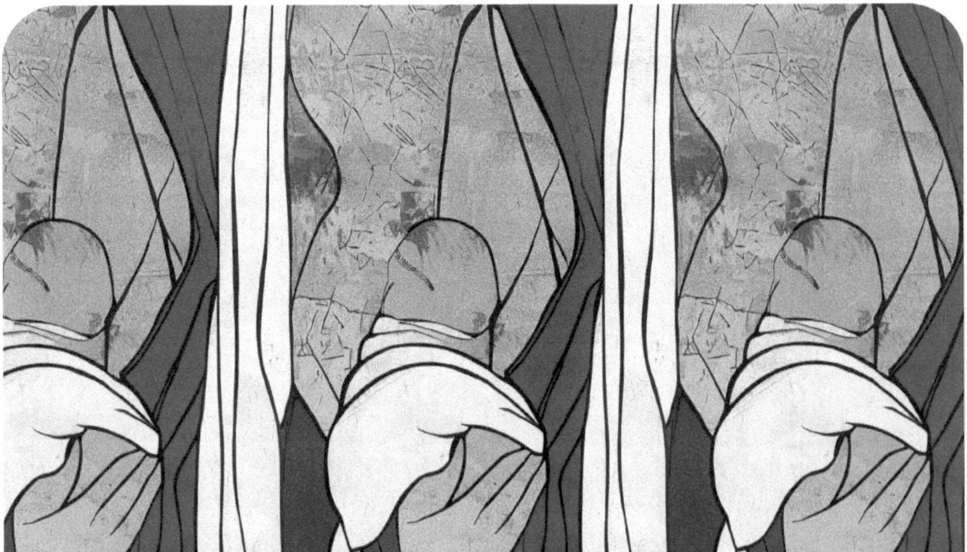

Fonti

I miei sinceri ringraziamenti vanno a tutti gli autori delle fonti scientifiche e non scientifiche citate, ai gestori dei siti web referenziati e ai creatori delle immagini, grafiche e studi utilizzati, il cui prezioso lavoro ha contribuito in modo significativo alla creazione di questo libro.
Per ulteriori informazioni, ti consiglio di visitare i siti web delle fonti.

Tutte le fonti sono state consultate l'ultima volta il: 2025-01-08

[s1] - https://pubmed.ncbi.nlm.nih.gov/9334293/
Autore: S W Lamberts A W van den Beld A J van der Lely **Titolo:** The endocrinology of aging
Data di pubblicazione: 19971017 **Sito web:** PubMed
Editore: Science

[s2] - https://www.lidsen.com/journals/geriatrics/geriatrics-08-02-276
Autore: Ayodeji Folorunsho Ajayi Oluwole Tolulope David Adelakun Ademola Ayodele Ajayi Lydia Oluwatoyin Oyowvi Mega Obukohwo Oyedokun Precious Akanbi Grace Bosede Dare Sarah Nene Adeniran Adebola Magret **Titolo:** Andropause: A Neglected Disease Entity
di: LIDSEN Publishing Inc **Data di pubblicazione:** April 03 2024
Sito web: LIDSEN Publishing **Editore:** LIDSEN Publishing Inc

[s3] - https://www.nhs.uk/conditions/male-menopause/
Titolo: The male menopause **di:** NHS
Data di pubblicazione: 13 October 2022 **Sito web:** NHS

[s4] - https://medlineplus.gov/ency/article/004017.htm
Titolo: Aging changes in the male reproductive system **di:** ADAM Inc
Data di pubblicazione: 06012025 **Sito web:** MedlinePlus
Editore: National Library of Medicine

[s5] - https://www.who.int/news-room/fact-sheets/detail/menopause
Autore: World Health Organization: WHO **Titolo:** Menopause
Data di pubblicazione: 16 October 2024 **Sito web:** World Health Organization

[s6] - https://www.ncbi.nlm.nih.gov/pmc/articles/PMC8616291/
Autore: Gwidong Han SeongHyeon Hong SeungJae Lee SeungPyo Hong Chunghee Cho **Titolo:** Transcriptome Analysis of Testicular Aging in Mice
di: Gwangju Institute of Science and Technology **Data di pubblicazione:** 20211026
Sito web: NCBI **Editore:** MDPI

[s7] - https://www.ncbi.nlm.nih.gov/books/NBK576440/
Autore: Amy Owen Karen Carlson Paul B Sparzak **Titolo:** AgeRelated Fertility Decline
di: StatPearls Publishing **Data di pubblicazione:** 2024 Jan
Sito web: NCBI Bookshelf **Editore:** StatPearls Publishing

[s8] - https://www.asrm.org/globalassets/_asrm/practice-guidance/practice-guidelines/pdf/testing_and_interpreting_measures_of_ovarian_reserve.pdf
Autore: Practice Committee of the American Society for Reproductive Medicine **Titolo:** Testing and interpreting measures of ovarian reser ve: a committee opinion
di: American Society for Reproductive Medicine **Data di pubblicazione:** December 2020
Sito web: American Society for Reproductive Medicine **Editore:** Elsevier Inc

[s9] - https://www.aging-us.com/article/102864/text
Autore: JingJing Zhang Xiaoyan Liu Li Chen Shouxin Zhang Xia Zhang Cuifang Hao YiLiang Miao **Titolo:** Advanced maternal age alters expression of maternal effect genes that are essential for human oocyte quality
di: Impact Journals LLC **Data di pubblicazione:** February 25 2020
Sito web: Aging **Editore:** Impact Journals LLC

[s10] - https://link.springer.com/article/10.1007/s40618-016-0497-6
Autore: B Meczekalski A Czyzyk M Kunicki A Podfi gurnaStopa L Plociennik G Jakiel M Macie jewskaJeske K Lukaszuk **Titolo:** Fertility in women of late reproductive age: the r ole of serum antiMllerian hormone AMH levels in its assessment
Data di pubblicazione: 14 June 2016 **Sito web:** SpringerLink
Editore: Journal of Endocrinological Investigation

[s11] - https://pubmed.ncbi.nlm.nih.gov/22082792/
Autore: Kimberly Liu Allison Case **Titolo:** Advanced reproductive age and fertility
di: REPRODUCTIVE ENDOCRINOLOGY AND INFERTILITY COMMITTEE **Data di pubblicazione:** 201111
Sito web: PubMed **Editore:** J Obstet Gynaecol Can

[s12] - https://pubmed.ncbi.nlm.nih.gov/22978268/
Autore: Deepika Nehra Hau D Le Erica M Fallon Sarah J Carlson Dori Woods Yvonne A White Amy H Pan Lankai Guo Scott J Rodig Jonathan L Tilly Bo R Rueda Mark Puder
Titolo: Prolonging the female reproductive lifespan and improving egg quality with dietary omega3 fatty acids
di: Childrens Hospital Boston
Data di pubblicazione: 20121019
Sito web: PubMed
Editore: Blackwell Publishing LtdAnatomical Society of Great Britain and Ireland

[s13] - https://www.ncbi.nlm.nih.gov/pmc/articles/PMC7940751/
Autore: Lori R Bernstein Nathan R Treff
Titolo: Editorial: Causes of Oocyte Aneuploidy and Infertility in Advanced Maternal Age and Emergi ng Therapeutic Approaches
di: Pregmama LLC
Data di pubblicazione: 20210223
Sito web: NCBI
Editore: Frontiers in Endocrinology

[s14] - https://www.shadygrovefertility.com/article/ten-things-to-know-about-your-egg-supply/
Autore: Candice B OHern Perfetto MD
Titolo: 10 things to know about your egg supply and ovarian reserve
di: Shady Grove Fertility
Data di pubblicazione: 07052023
Sito web: Shady Grove Fertility

[s15] - https://www.nature.com/articles/s41598-020-76543-y
Autore: Xiuliang Dai Yufeng Wang Haiyan Yang Tingting Gao Chunmei Yu Fang Cao Xiyang Xia Jun Wu Xianju Zhou Li Chen
Titolo: AMH has no role in predicting oocyte quality in women with advanced age undergoing IVFICSI cycles
di: Changzhou Maternal and Health Care Hospital
Data di pubblicazione: 20201112
Sito web: Nature
Editore: Scientific Reports

[s16] - https://rbej.biomedcentral.com/articles/10.1186/s12958-020-00668-y
Autore: Iman Halvaei Julia Litzky Navid Esfandiari
Titolo: Advanced paternal age: effects on sperm parameters assisted reproduction outcomes and offspring health
di: BMC BioMed Central
Data di pubblicazione: 20201113
Sito web: Reproductive Biology and Endocrinology
Editore: BioMed Central

[s17] - https://www.ncbi.nlm.nih.gov/pmc/articles/PMC10420110/
Autore: Marwa Lahimer Debbie Montjean Rosalie Cabry Severine Capelle Elodie Lefranc Vronique Bach Mounir Ajina Habib Ben Ali Hafida KhorsiCauet Moncef Benkhalifa
Titolo: Paternal Age Matters: Association with Sperm Criterias Spermatozoa DNA Integrity and Methy lation Profile
di: Fertilys Centres de Fertilit
Data di pubblicazione: 2023 Jul 27
Sito web: NCBI
Editore: MDPI

[s18] - https://www.aging-us.com/article/102120/text
Autore: Aleksandra RosiakGill Kamil Gill Joanna Jakubik Monika Fraczek Lukasz Patorski Dariusz Gac zarzewicz Rafal Kurzawa Maciej Kurpisz M algorzata Piasecka
Titolo: Agerelated changes in human sperm DNA in tegrity
di: Impact Journals LLC
Data di pubblicazione: August 13 2019
Sito web: Aging
Editore: Impact Journals LLC

[s19] - https://www.aging-us.com/article/204546/text
Autore: Laura Bernhardt Marcus Dittrich Andreas Prell Ramya Potabattula Charis Drummer Rdiger Behr Thomas Hahn Martin Schorsch Tobias Mller Thomas Haaf
Titolo: Agerelated methylation changes in the human sperm epigenome
di: Impact Journals LLC
Data di pubblicazione: February 27 2023
Sito web: Aging
Editore: Impact Journals LLC

[s20] - https://www.betterhealth.vic.gov.au/health/conditionsandtreatments/age-and-fertility
Titolo: Age and fertility
di: Department of Health State Government of Victoria
Data di pubblicazione: 20230928
Sito web: Better Health Channel

[s21] - https://www.nature.com/articles/s41598-021-84051-w
Autore: Giulia Collodel Fabio Ferretti Maurizio Masini Giacomo Gualtieri Elena Moretti
Titolo: Influence of age on sperm characteristics evaluate d by light and electron microscopies
di: Nature Publishing Group
Data di pubblicazione: 20210302
Sito web: Nature
Editore: Scientific Reports

[s22] - https://pubmed.ncbi.nlm.nih.gov/25928123/
Autore: Rakesh Sharma Ashok Agarwal Vikram K Rohra Mourad Assidi Muhammad AbuElmagd Rola F Turki
Titolo: Effects of increased paternal age on sperm quality reproductive outcome and associated epigenetic ri sks to offspring
di: Cleveland Clinic King Abdulaziz University
Data di pubblicazione: 20150419
Sito web: PubMed
Editore: Reproductive Biology and Endocrinology

[s23] - https://pubmed.ncbi.nlm.nih.gov/15192059/
Autore: Bianca Khnert Eberhard Nieschlag
Titolo: Reproductive functions of the ageing male
di: Institute of Reproductive Medicine of the University
Data di pubblicazione: 20040610
Sito web: PubMed
Editore: Hum Reprod Update

[s24] - https://www.yourfertility.org.au/everyone/age
Autore: Liz Ellis
Titolo: Age and Fertility
di: Your Fertility
Sito web: Your Fertility

[s25] - https://fertility.womenandinfants.org/blog/fertility-diet
Autore: Dr Meghan CH Ozcan
Titolo: What Is the Optimal Fertility Diet?
di: Women and Infants Fertility Center
Data di pubblicazione: July 1 2022
Sito web: Women and Infants

[s26] - https://www.collaborativewomenscare.com/blog/5-ways-to-improve-your-fertility-after-35
Titolo: 5 Ways to Improve Your Fertility After 35
di: Collaborative Womens Care
Sito web: Collaborative Womens Care

[s27] - https://www.betterhealth.vic.gov.au/health/healthyliving/Conceiving-a-baby
Titolo: Conceiving a baby — **di:** Better Health Channel
Data di pubblicazione: 20230224 — **Sito web:** Better Health Channel

[s28] - https://fertilityresearchandpractice.biomedcentral.com/articles/10.1186/s40738-015-0003-4
Autore: Gretchen Garbe Collins Brooke V Rossi — **Titolo:** The impact of lifestyle modifications diet and vit amin supplementation on natural fertility
Data di pubblicazione: 25 July 2015 — **Sito web:** Fertility Research and Practice
Editore: BMC

[s29] - https://gremjournal.com/journal/04-2020/how-to-improve-fertility-in-women-with-anovulatory-polycystic-ovary-syndrome-pcos/
Autore: Lino Del Pup Andrea Borini — **Titolo:** How to improve fertility in women with a novulatory polycystic ovary syndrome PCOS
di: GREM Gynecological and Reproductive End ocrinology Metabolism — **Data di pubblicazione:** 042020
Sito web: GREM Journal

[s30] - https://www.asrm.org/globalassets/_asrm/practice-guidance/practice-guidelines/pdf/optimizing_natural_fertility.pdf
Autore: Practice Committee of the American Society for Reproductive Medicine and the Practice Comm ittee of the Society for Reproductive En docrinology and Infertility — **Titolo:** Optimizing natural fertility: a committee opinion
di: American Society for Reproductive Medicine — **Data di pubblicazione:** November 21 2021
Sito web: ASRM — **Editore:** Elsevier Inc

[s31] - https://www.ncbi.nlm.nih.gov/books/NBK576440/
Autore: Amy Owen Karen Carlson Paul B Sparzak — **Titolo:** AgeRelated Fertility Decline
di: StatPearls Publishing — **Data di pubblicazione:** 2024 Jan
Sito web: NCBI Bookshelf — **Editore:** StatPearls Publishing

[s32] - https://nutritionj.biomedcentral.com/articles/10.1186/s12937-021-00757-7
Autore: Elizabeth A Sanderman Sydney K Willis Lauren A Wise — **Titolo:** Female dietary patterns and outcomes of in vitro f ertilization IVF: a systematic literature review
di: BMC Nutrition Journal — **Data di pubblicazione:** 18 January 2022
Sito web: Nutrition Journal — **Editore:** BMC

[s33] - https://www.fcionline.com/article/fertility-nutrition-and-fitness-plan/
Autore: Dr Jennifer E HirshfeldCytron — **Titolo:** Fertility nutrition fitness plan
di: Fertility Centers of Illinois — **Data di pubblicazione:** December 7 2022
Sito web: Fertility Centers of Illinois

[s34] - https://rbej.biomedcentral.com/articles/10.1186/1477-7827-11-66
Autore: Rakesh Sharma Kelly R Biedenharn Jennifer M Fedor Ashok Agarwal — **Titolo:** Lifestyle factors and reproductive health: taking control of your fertility
Data di pubblicazione: 16 July 2013 — **Sito web:** Reproductive Biology and Endocrinology
Editore: BioMed Central

[s35] - https://www.shadygrovefertility.com/article/preconception-vs-prenatal-vitamins-q-a/
Autore: Dr Eric Widra — **Titolo:** QA: Preconception vs Prenatal Vitamins
di: Shady Grove Fertility — **Data di pubblicazione:** 08142018
Sito web: Shady Grove Fertility

[s36] - https://www.ncbi.nlm.nih.gov/pmc/articles/PMC8591222/
Autore: Yujie Shang Huifang Zhou Ruohan He Wentian Lu — **Titolo:** Dietary Modification for Reproductive Health in Women With Polycystic Ovary Syndrome: A Sy stematic Review and MetaAnalysis
Data di pubblicazione: 20211101 — **Sito web:** NCBI
Editore: Frontiers in Endocrinology

[s37] - https://www.nature.com/articles/s41430-021-00920-7
Autore: Bettina Hieronimus Regina Ensenauer — **Titolo:** Influence of maternal and paternal preconception overweightobesity on offspring outcomes and strategies for prevention
Data di pubblicazione: 15 June 2021 — **Sito web:** Nature
Editore: European Journal of Clinical Nutrition

[s38] - https://healthcare.utah.edu/the-scope/health-library/all/2023/12/fertility-treatments-after-age-40
Autore: Kirtly Parker Jones MD Erica Johnstone MD — **Titolo:** Fertility Treatments After Age 40
di: University of Utah — **Data di pubblicazione:** 20231221
Sito web: The Scope — **Editore:** U of U Health

[s39] - https://www.myivfanswers.com/advanced-age/
Titolo: Advanced Maternal Age — **di:** myIVFanswerscom
Sito web: myIVFanswerscom — **Editore:** The European Fertility Society CIC

[s40] - https://www.glowm.com/pdf/section1_chapter1.pdf
Autore: Larisa Corda Amita Khanapure Mahantesh K aroshi — **Titolo:** Biopanic advanced maternal age and fertility outcomes
Sito web: Glowm

[s41] - https://www.coe.int/t/dg3/healthbioethic/activities/07_human_genetics_en/INF(2015)6%20e%20dpi%20dpn.pdf
Titolo: Background document on preimplantation and prenatal genetic testing — **di:** Council of Europe
Data di pubblicazione: 20150507 — **Sito web:** Council of Europe

[s42] - https://www.nature.com/articles/s41598-023-37071-7
Autore: Jiina Kocourkov Anna astn Boris Burcin — **Titolo:** The influence of the increasing use of assisted re production technologies on the recent growth in fertility in Czechia
di: Nature Publishing Group — **Data di pubblicazione:** 20230705
Sito web: Nature — **Editore:** Scientific Reports

[s43] - https://www.nytimes.com/interactive/2023/05/14/well/family/motherhood-after-40.html
Autore: Dani Blum — **Titolo:** Joy Loneliness Rejuvenation: Becoming a Mother After 40
di: The New York Times — **Data di pubblicazione:** 20230514
Sito web: The New York Times — **Editore:** The New York Times

[s44] - https://link.springer.com/article/10.1007/s11019-023-10172-w
Autore: Eva De Clercq Andrea Martani Nicolas Vulliemoz Bernice S Elger Tenzin Wangmo
Titolo: Rethinking advanced motherhood: a new ethical narrative
di: Springer
Data di pubblicazione: 20230903
Sito web: SpringerLink
Editore: Springer

[s45] - https://www.ncbi.nlm.nih.gov/pmc/articles/PMC10068295/
Autore: Erica Ginstrm Ernstad Charles Hanson Kjell Wnggren Ann ThurinKjellberg Cecilia Hulthe Sderberg Elisabeth Syk Lundberg Max Petzold UllaBritt Wennerholm Christina Bergh
Titolo: Preimplantation genetic testing and child health: a national registerbased study
di: Sahlgrenska University Hospital Karolinska Institutet University of Gothenburg
Data di pubblicazione: 20230207
Sito web: NCBI
Editore: Oxford University Press on behalf of European Society of Human Reproduction and Embryology

[s46] - https://humgenomics.biomedcentral.com/articles/10.1186/s40246-022-00442-8
Autore: Hui Yang Andrew Thomas DeWan Mayur M Desai Sten H Vermund
Titolo: Preimplantation genetic testing for aneuploidy: challenges in clinical practice
di: Yale School of Public Health
Data di pubblicazione: 20 December 2022
Sito web: BMC Human Genomics
Editore: BioMed Central

[s47] - https://www.nature.com/articles/gim2008104
Autore: Susannah Baruch David J Kaufman Kathy L Hudson
Titolo: Preimplantation genetic screening: a survey of in vitro fertilization clinics
di: Johns Hopkins University
Data di pubblicazione: September 2008
Sito web: Nature
Editore: Genetics in Medicine

[s48] - https://genomemedicine.biomedcentral.com/articles/10.1186/s13073-015-0160-4
Autore: Akash Kumar Allison Ryan Jacob O Kitzman Nina Wemmer Matthew W Snyder Styrmir Sigurjonsson Choli Lee Milena Banjevic Paul W Zarutskie Alexandra P Lewis Jay Shendure Matthew Rabinowitz
Titolo: Whole genome prediction for preimplantation genetic diagnosis
di: BMC
Data di pubblicazione: 20150408
Sito web: Genome Medicine
Editore: BioMed Central

[s49] - https://static.cigna.com/assets/chcp/pdf/coveragePolicies/medical/mm_0514_coveragepositioncriteria_genetic_testing_repro_carrier_prenatal.pdf
Titolo: Medical Coverage Policy: 0514 Genetic Testing for Reproductive Carrier Screening and Prenatal Diagnosis
di: Cigna
Data di pubblicazione: 1112024
Editore: The Cigna Group

[s50] - https://www.bluecrossnc.com/content/dam/bcbsnc/pdf/providers/policies-guidelines-codes/policies/commercial/laboratory/preimplantation_genetic_testing.pdf
Titolo: PreImplantation Genetic Testing AHS M2039
di: Blue Cross and Blue Shield of North Carolina
Data di pubblicazione: 042020
Sito web: Blue Cross and Blue Shield of North Carolina

[s51] - https://www.coe.int/t/dg3/healthbioethic/activities/07_human_genetics_en/INF(2015)6%20e%20dpi%20dpn.pdf
Titolo: Background document on preimplantation and prenatal genetic testing
di: Council of Europe
Data di pubblicazione: 20150507
Sito web: Council of Europe

[s52] - https://www.asrm.org/globalassets/_asrm/practice-guidance/practice-guidelines/pdf/use_of_preimplantation_genetic_testing_for_aneuploidy.pdf
Autore: Practice Committees of the American Society for Reproductive Medicine and the Society for Assisted Reproductive Technology
Titolo: The use of preimplantation genetic testing for aneuploidy: a committee opinion
di: American Society for Reproductive Medicine
Data di pubblicazione: May 18 2024
Sito web: American Society for Reproductive Medicine
Editore: Elsevier Inc

[s53] - https://ibis.utah.gov/ibisph-view/topic/Immunization.html
Titolo: Immunization
di: Utah Department of Health and Human Services
Data di pubblicazione: 20240626
Sito web: Utahs Public Health Indicator Based Information System IBIS

[s54] - https://www.nhs.uk/conditions/nhs-health-check/
Titolo: NHS Health Check
di: NHS
Data di pubblicazione: 14 August 2023
Sito web: NHS

[s55] - https://medlineplus.gov/ency/article/007465.htm
Titolo: Health screenings for men ages 40 to 64
di: National Library of Medicine
Sito web: MedlinePlus

[s56] - https://www.bcbsal.org/rapidresponse/pdf/FHV-46.pdf
Autore: Blue Cross and Blue Shield of Alabama
Titolo: How to Use the Preventive Screenings Tool Kit
Sito web: AlabamaBluecom

[s57] - https://www.healthcare.gov/preventive-care-adults/
Titolo: Preventive care benefits for adults
di: US Centers for Medicare Medicaid Services
Sito web: HealthCaregov
Editore: Department of Health Human Services

[s58] - https://www.trs.texas.gov/Pages/healthcare_covered_preventive_care.aspx
Titolo: Covered Preventive Care Services
di: Teachers Retirement System
Data di pubblicazione: September 2022
Sito web: Texas Teachers Retirement System

[s59] - https://www.nature.com/articles/ejhg2015116
Autore: Lea Godino Eva Pompilii Federica DAnna Antonio M MorselliLabate Elena Nardi Marco Seri Nicola Rizzo Gianluigi Pilu Daniela Turchetti
Titolo: Attitudes of women of advanced maternal age undergoing invasive prenatal diagnosis and the impact of genetic counselling
Data di pubblicazione: 27 May 2015
Sito web: Nature
Editore: European Journal of Human Genetics

[s60] - https://www.who.int/news-room/fact-sheets/detail/birth-defects
Autore: World Health Organization: WHO
Titolo: Congenital disorders
Data di pubblicazione: 27 February 2023
Sito web: World Health Organization

[s61] - https://www.umwomenshealth.org/conditions-treatments/perinatal-assessment
Titolo: Prenatal Evaluation
di: University of Michigan Fetal Diagnosis and Treatment Center
Sito web: UM Womens Health

[s62] - https://www.ohsu.edu/womens-health/prenatal-screening-and-genetics
Titolo: Prenatal Screening and Genetics
di: Oregon Health Science University
Sito web: OHSU

[s63] - https://static.cigna.com/assets/chcp/pdf/coveragePolicies/medical/mm_0514_coveragepositioncriteria_genetic_testing_repro_carrier_prenatal.pdf
Titolo: Medical Coverage Policy: 0514 Genetic Testing for Reproductive Carrier Screening and Prenatal Diagnosis
di: Cigna
Data di pubblicazione: 1112024
Editore: The Cigna Group

[s64] - https://www.cdc.gov/Mmwr/preview/mmwrhtml/00038393.htm
Autore: Richard S Olney MD MPH Cynthia A Moore MD Muin J Khoury MD PhD J David Erickson DDS PhD Larry D Edmonds MSPH Lorenzo D Botto MD Hani K Atrash MD MPH
Titolo: Chorionic Villus Sampling and Amniocentesis: Recommendations for Prenatal Counseling
di: Centers for Disease Control and Prevention CDC
Sito web: CDC

[s65] - https://pmc.ncbi.nlm.nih.gov/articles/PMC2880848/
Autore: Julie Chevalier Sapp Sara Chandros Hull Shelby Duffer Sarah Zornetzer Erica Sutton Theresa M Marteau Barbara Bowles Biesecker
Titolo: Ambivalence toward undergoing invasive p renatal testing: an exploration of its origins
di: National Institutes of Health
Data di pubblicazione: 20100101
Sito web: PMC
Editore: Prenatal Diagnosis

[s66] - https://www.uab.edu/shp/cds/images/documents/genetic-counseling/program-supervisor/sample-goals-by-specialty.pdf
Titolo: Clinical Rotations Sample Goals
di: University of Alabama at Birmingham
Sito web: University of Alabama at Birmingham

[s67] - https://pmc.ncbi.nlm.nih.gov/articles/PMC5368032/
Autore: Jennifer L Etnier William B Karper SeYun Park ChiaHao Shih Aaron T Piepmeier Laurie Widema n
Titolo: Motivating Mature Adults to be Physically Active
di: University of North Carolina at Greensboro
Data di pubblicazione: 20160906
Sito web: NCBI
Editore: J Aging Phys Act

[s68] - https://www.betterhealth.vic.gov.au/health/healthyliving/resistance-training-health-benefits
Titolo: Resistance training health benefits
di: Better Health Channel
Data di pubblicazione: 20070731
Sito web: Better Health Channel

[s69] - https://odphp.health.gov/healthypeople/objectives-and-data/browse-objectives/physical-activity/evidence-based-resources
Titolo: Physical Activity EvidenceBased Resources
di: US Department of Health and Human Services
Sito web: Healthy People

[s70] - https://womensmidlifehealthjournal.biomedcentral.com/articles/10.1186/s40695-018-0039-9
Autore: Annette Joan Thomas Ellen Sullivan Mitchell Nancy Fugate Woods
Titolo: The challenges of midlife women: themes from the Seattle midlife Womens health study
Data di pubblicazione: 15 June 2018
Sito web: Womens Midlife Health
Editore: BMC

[s71] - https://www.ncbi.nlm.nih.gov/pmc/articles/PMC10153588/
Autore: Natalie D Pope Paula K Baldwin Allison Gibson Kirsten Smith
Titolo: Becoming a Caregiver: Experiences of Young Adults Moving into Family Caregiving Roles
di: University of Kentucky Western Oregon Un iversity National Institute on Drug Abuse Intramural Research Program
Data di pubblicazione: 2022 Jan 28
Sito web: NCBI
Editore: J Adult Dev

[s72] - https://www.psychologytoday.com/us/groups/ma/holliston
Titolo: Holliston Group Therapy and Support Groups in Holliston Middlesex County Massachusetts
di: Psychology Today
Sito web: Psychology Today

[s73] - https://www.thephoenixgroup.com/media/4atb0jbl/developing-and-delivering-midlife-mots-evidence-and-insights.pdf
Autore: Phoenix Group
Titolo: Developing and delivering Midlife MOTs: evidence and insights
di: Phoenix Group
Data di pubblicazione: September 2023
Sito web: The Phoenix Group

[s74] - https://womensmidlifehealthjournal.biomedcentral.com/articles/10.1186/s40695-021-00064-5
Autore: PeiLin Yang Margaret M Heitkemper Kendra J Kamp
Titolo: Irritable bowel syndrome in midlife women: a narrative review
Data di pubblicazione: 31 May 2021
Sito web: Womens Midlife Health
Editore: BMC

[s75] - https://www.hopkinsmedicine.org/-/media/the-academy/issues-for-senior-women-pub-jan2020.pdf
Autore: Kim Templeton MD Kari M Nilsen PhD Anne Walling MB ChB
Titolo: Issues Faced by Senior Women Physicians: A National Survey
di: University of Kansas School of Medicine
Data di pubblicazione: January 2020
Sito web: Johns Hopkins Medicine
Editore: Mary Ann Liebert Inc

[s76] - https://diabetesjournals.org/care/article-pdf/47/Supplement_1/S282/740351/dc24s015.pdf
Autore: American Diabetes Association Professional Practice Committee
Titolo: Management of Diabetes in Pregnancy: Standards of Care in Diabetes2024
di: American Diabetes Association
Data di pubblicazione: 2024
Sito web: diabetesjournalsorg
Editore: American Diabetes Association

[s77] - https://journal.houstonmethodist.org/articles/10.14797/mdcvj.696
Autore: Lochan M Shah Alison Wand Wendy Ying Allison G Hays Roger S Blumenthal Lili A Barouch Sammy Zakaria Garima Sharma
Titolo: Prevention Starts in the Womb: Opportunities for Addressing Cardiovascular Risk Factors During Pregnancy and Beyond
di: Houston Methodist
Data di pubblicazione: 20210924
Sito web: Methodist DeBakey Cardiovascular Journal

[s78] - https://www.nature.com/articles/s41598-024-55783-2
Autore: Mengqi Wu Yanbing Deng Xinye Wang Baomei He Fangqiang Wei Ying Zhang
Titolo: Development of risk prediction nomogram for neonatal sepsis in Group B Streptococcuscoloni zed mothers: a retrospective study
di: Nature Publishing Group
Data di pubblicazione: 20240307
Sito web: Nature
Editore: Scientific Reports

[s79] - https://www.npeu.ox.ac.uk/assets/downloads/mbrrace-uk/reports/MBRRACE-UK%20Intrapartum%20Confidential%20Enquiry%20Report%202017%20-%20final%20version.pdf
Autore: Elizabeth S Draper Jennifer J Kurinczuk Sara Kenyon
Titolo: MBRRACEUK 2017 Perinatal Confidential En quiry: Term singleton intrapartum stillbirth and i ntrapartumrelated neonatal death
di: MBRRACEUK
Data di pubblicazione: November 2017
Sito web: NPEU
Editore: The Infant Mortality and Morbidity Studies Department of Health Sciences University of Lei cester

[s80] - https://www.phila.gov/media/20241210091731/Philadelphia-SMM-Report-2024.pdf
Autore: Weinbrom S Huynh M Mehta A Kallem S
Titolo: Severe Maternal Morbidity in Philadelphia 20162022
di: Philadelphia Department of Public Health
Data di pubblicazione: 2024
Sito web: Philadelphia Government
Editore: Philadelphia Department of Public Health

[s81] - https://link.springer.com/article/10.1007/s11886-016-0725-x
Autore: J L Browne K KlipsteinGrobusch A Franx D E Grobbee
Titolo: Prevention of Hypertensive Disorders of Pregnancy: a Novel Application of the Polypill Concept
di: Springer
Data di pubblicazione: 20160521
Sito web: SpringerLink
Editore: Current Cardiology Reports

[s82] - https://www.nature.com/articles/boneres201730
Autore: Bruce W Hollis Carol L Wagner
Titolo: New insights into the vitamin D requirements during pregnancy
di: Nature Publishing Group
Data di pubblicazione: 29 August 2017
Sito web: naturecom
Editore: Nature Publishing Group

[s83] - https://sc.edu/study/colleges_schools/public_health/about/news/2023/nsf_grant_mann.php
Titolo: New study examines pros cons of advanced maternal age
di: University of South Carolina
Sito web: University of South Carolina

[s84] - https://www.ncbi.nlm.nih.gov/books/NBK576440/
Autore: Amy Owen Karen Carlson Paul B Sparzak
Titolo: AgeRelated Fertility Decline
di: StatPearls Publishing
Data di pubblicazione: 2024 Jan
Sito web: NCBI Bookshelf
Editore: StatPearls Publishing

[s85] - https://www.ontariomidwives.ca/sites/default/files/2017-10/In-due-time-pregnancy-beyond-40-English.pdf
Autore: Association of Ontario Midwives
Titolo: In Due Time Pregnancy Beyond 40 and Induction of Labour
Data di pubblicazione: 2015
Sito web: Ontario Midwives

[s86] - https://bmcpregnancychildbirth.biomedcentral.com/articles/10.1186/s12884-017-1540-0
Autore: Kohei Ogawa Kevin Y Urayama Shinji Tanigaki Haruhiko Sago Shoji Sato Shigeru Saito Naho Morisaki
Titolo: Association between very advanced maternal age and adverse pregnancy outcomes: a cross sec tional Japanese study
di: BMC Pregnancy and Childbirth
Data di pubblicazione: 10 October 2017
Sito web: BMC Pregnancy and Childbirth
Editore: BioMed Central

[s87] - https://womensmidlifehealthjournal.biomedcentral.com/articles/10.1186/s40695-017-0027-5
Autore: Versie JohnsonMallard Elizabeth A KostasPolston Nancy Fugate Woods Katherine E Simmonds Ivy M Alexander Diana Taylor
Titolo: Unintended pregnancy: a framework for pr evention and options for midlife women in the US
di: BMC Womens Midlife Health
Data di pubblicazione: 20170915
Sito web: Womens Midlife Health Journal
Editore: BMC

[s88] - https://www.nature.com/articles/s41598-020-66774-4
Autore: Malin Lindell Pettersson Elizabeth Nedstrand Marie Bladh Agneta Skoog Svanberg Claudia Lampic Gunilla Sydsj
Titolo: Mothers who have given birth at an advanced age health status before and after childbirth
di: Nature Publishing Group
Data di pubblicazione: 20200616
Sito web: Nature
Editore: Scientific Reports

[s89] - https://pubmed.ncbi.nlm.nih.gov/30016194/
Autore: Sushila Arya Zuber D Mulla Sanja Kupesic Plavsic
Titolo: Outcomes of Women Delivering at Very Adv anced Maternal Age
di: Texas Tech University Health Sciences Center El Paso
Data di pubblicazione: 201811
Sito web: PubMed
Editore: J Womens Health Larchmt

[s90] - https://www.nature.com/articles/s41598-019-46153-4
Autore: Chumnan Kietpeerakool Pisake Lumbiganon Malinee Laopaiboon Siwanon Rattanakanokchai Joshua P Vogel A Metin Glmezoglu
Titolo: Pregnancy outcomes of women with previous caesarean sections: Secondary analysis of World Health Organization Multicountry Survey on Maternal and Newborn Health
di: World Health Organization
Data di pubblicazione: 20190705
Sito web: Nature
Editore: Scientific Reports

[s91] - https://bmcmedicine.biomedcentral.com/articles/10.1186/s12916-020-01890-6
Autore: Ci Song Yan Xu Yuqing Ding Yanfang Zhang Na Liu Lin Li Zhun Li Jiangbo Du Hua You Hongxia Ma Guangfu Jin Xudong Wang Hongbing Shen Yuan Lin Xiaoqing Jiang Zhibin Hu
Titolo: The rates and medical necessity of cesarean delivery in China 20122019: an inspiration from Jiangsu
di: BMC Medicine
Data di pubblicazione: 25 January 2021
Sito web: BMC Medicine
Editore: BioMed Central

[s92] - https://pubmed.ncbi.nlm.nih.gov/11641671/
Autore: J L Ecker K T Chen A P Cohen L E Riley E S Lieberman
Titolo: Increased risk of cesarean delivery with advancing maternal age: indications and associate d factors in nulliparous women
Data di pubblicazione: 200110
Sito web: PubMed
Editore: American Journal of Obstetrics and Gynecology

[s93] - https://pmc.ncbi.nlm.nih.gov/articles/PMC4189107/
Autore: Julia Timofeev Uma M Reddy ChunChih Huang Rita W Driggers Helain J Landy S Katherine Laughon
Titolo: Obstetric Complications Neonatal Morbidity and Indications for Cesarean Delivery by Maternal Age
di: MedStar Washington Hospital Center Eunice Kennedy Shriver National Institute of Child Heal th and Human Development MedStar Health Research Institute
Data di pubblicazione: 20141008
Sito web: National Center for Biotechnology Information
Editore: The American College of Obstetricians and Gynecologists

[s94] - https://www.ncbi.nlm.nih.gov/pmc/articles/PMC7092517/
Autore: Kaname Uno Michinori Mayama Masato Yoshi hara Takehiko Takeda Sho Tano Teppei Suzuki Yasuyuki Kishigami Hidenori Oguchi
Titolo: Reasons for previous Cesarean deliveries impact a womans independent decision of delivery mode and the success of trial of labor after Cesarean
di: TOYOTA Memorial Hospital
Data di pubblicazione: 20200324
Sito web: NCBI
Editore: BMC Pregnancy and Childbirth

[s95] - https://bmcpregnancychildbirth.biomedcentral.com/articles/10.1186/s12884-016-1028-3
Autore: Lina Herstad Kari Klungsyr Rolv Skjrven Tom Tanbo Lisa Forsn Thomas byholm Siri Vangen
Titolo: Elective cesarean section or not? Maternal age and risk of adverse outcomes at term: a pop ulationbased registry study of lowrisk p rimiparous women
di: BMC Pregnancy and Childbirth
Data di pubblicazione: 20160817
Sito web: BMC Pregnancy and Childbirth
Editore: BioMed Central

[s96] - https://pediatrics.jmir.org/2024/1/e56807
Autore: Jessica Nathalie Rivera Rivera Katarina E AuBuchon Marjanna Smith Claire Starling Karen G Ganacias Aimee Danielson Loral Patchen J anine A Rethy H Joseph Blumenthal Angela D Thomas Hannah Arem
Titolo: Development and Refinement of a Chatbot for Birthing Individuals and Newborn Caregivers: M ixed Methods Study
di: MedStar Health Research Institute Georgetown University
Data di pubblicazione: 20241114
Sito web: JMIR Pediatrics and Parenting
Editore: Journal of Medical Internet Research

[s97] - https://www.whattoexpect.com/pregnancy/pregnancy-health/postpartum-recovery/
Autore: Heidi Murkoff
Titolo: Postpartum Recovery
di: What to Expect
Data di pubblicazione: April 12 2023
Sito web: What to Expect

[s98] - https://www.nature.com/articles/s41598-020-63031-6
Autore: Jennifer Hamner Maria FlorianRodriguez Jesus Acevedo R Ann Word
Titolo: Protease Inhibition Improves Healing of The Vaginal Wall after Obstetrical Injury: Results from a Preclinical Animal Model
di: University of Texas Southwestern Medical Center
Data di pubblicazione: 20200414
Sito web: Nature
Editore: Scientific Reports

[s99] - https://www.macpac.gov/wp-content/uploads/2021/03/Chapter-2-Advancing-Maternal-and-Infant-Health-by-Extending-the-Postpartum-Coverage-Period.pdf
Titolo: Chapter 2: Advancing Maternal and Infant Health by Extending the Postpartum Coverage Period
di: MACPAC
Data di pubblicazione: 20210324
Sito web: macpacgov

[s100] - https://med.emory.edu/departments/pediatrics/divisions/neonatology/documents/11-advanced-age-lactation.pdf
Autore: Elizabeth Betsy Collins MD MPH
Titolo: Lactation and Advanced Birthing Age
di: Emory University
Data di pubblicazione: 4102024
Sito web: Emory University

[s101] - https://www.nature.com/articles/s41372-022-01475-6
Autore: Cristina BorrsNovell Ana Herranz Barbero Carla Balcells Esponera Miriam LpezAbad Victoria Aldecoa Bilbao Montserrat Izquierdo Renau Isabel Iglesias Platas
Titolo: Influence of maternal and perinatal factors on macronutrient content of very preterm human milk during the first weeks after birth
Data di pubblicazione: 20220805
Sito web: Nature
Editore: Journal of Perinatology

[s102] - https://www.ncbi.nlm.nih.gov/pmc/articles/PMC7297348/
Autore: Denise Vasconcelos de Jesus Ferrari Jossimara Polettini Lucas Lima de Moraes Letcia Aguiar de Campos Mrcia Guimares da Silva Erika Kushikawa Saeki Glilciane Morceli
Titolo: Profile of proinflammatory cytokines in colostrum of nursing mothers at the extremes of re productive age
di: Universidade do Oeste PaulistaUNOESTE Un iversidade Federal da Fronteira SulUFFS Faculdade de Medicina de Botucatu Universidade Estadual PaulistaUNESP Instituto Adolfo Lutz Universidade do Estado de Minas GeraisUEMG
Data di pubblicazione: 20200616
Sito web: NCBI
Editore: PLoS One

[s103] - https://www.ncbi.nlm.nih.gov/pmc/articles/PMC9384965/
Autore: Hyungmin Cha Robert Crosnoe **Titolo:** The Health of Mothers of Adult Children with Serious Conditions
Data di pubblicazione: 2022 Jan 28 **Sito web:** NCBI
Editore: J Marriage Fam

[s104] - https://www.ncbi.nlm.nih.gov/pmc/articles/PMC3595999/
Autore: Leann E Smith Jan S Greenberg Marsha Mailick Seltzer **Titolo:** Social Support and Wellbeing at MidLife Among Mothers of Adolescents and Adults with Autism Spectrum Disorders
di: Waisman Center University of WisconsinMadison **Data di pubblicazione:** 2012 Sep
Sito web: NCBI **Editore:** Springer ScienceBusiness Media LLC

[s105] - https://pmc.ncbi.nlm.nih.gov/articles/PMC3593059/
Autore: Subharati Ghosh Jan S Greenberg Marsha M ailick Seltzer **Titolo:** Adaptation to a Spouses Disability by Parents of Adult Children With Mental Illness or Dev elopmental Disability
di: Brandeis University University of Wiscon sinMadison **Data di pubblicazione:** 20121101
Sito web: National Center for Biotechnology Information **Editore:** Psychiatr Serv

[s106] - https://www.midus.wisc.edu/findings/pdfs/2022.pdf
Autore: Kristin J Homan Jan S Greenberg Marsha R Mailick **Titolo:** Generativity and WellBeing of Midlife and Aging Parents With Children With Developmental or Mental Health Problems
Data di pubblicazione: 2020 **Sito web:** Midlife in the United States
Editore: Research on Aging

[s107] - https://link.springer.com/article/10.1007/s12529-021-10007-z
Autore: Alexandra D Crosswell Sara SaguiHenson Aric A Prather Michael Coccia Michael R Irwin Elissa S Epel **Titolo:** Psychological Resources and Biomarkers of Health in the Context of Chronic Parenting Stress
Data di pubblicazione: 06 August 2021 **Sito web:** SpringerLink
Editore: International Journal of Behavioral Medicine

[s108] - https://www.betterhealth.vic.gov.au/health/conditionsandtreatments/anxiety-and-depression-in-men
Titolo: Anxiety and depression in men **di:** Better Health Channel
Data di pubblicazione: 20010220 **Sito web:** Better Health Channel

[s109] - https://www.psypost.org/new-psychology-research-links-parental-well-being-to-feeling-valued/
Autore: Allen W Barton **Titolo:** New psychology research links parental w ellbeing to feeling valued
di: PsyPost **Data di pubblicazione:** 20240827
Sito web: PsyPost

[s110] - https://www.cureus.com/articles/298092-parental-stress-and-psychological-distress-and-their-association-with-spousal-support-among-parents-of-school-age-children-during-the-covid-19-pandemic-in-south-india-a-cross-sectional-observational-study.pdf
Autore: Sthuthi Shireen Arya Jith Priya E Thomas Sharon P Methala Kathleen A Mathew **Titolo:** Parental Stress and Psychological Distress and Their Association With Spousal Support Among Parents of SchoolAge Children During the COVID19 Pandemic in South India: A Cr ossSectional Observational Study
di: Amrita Institute of Medical Sciences Sree Uthradom Thirunal Academy of Medical Sciences Kasturba Medical College **Data di pubblicazione:** 20240928
Sito web: Cureus **Editore:** Cureus

[s111] - https://www.ncbi.nlm.nih.gov/pmc/articles/PMC3595999/
Autore: Leann E Smith Jan S Greenberg Marsha Mailick Seltzer **Titolo:** Social Support and Wellbeing at MidLife Among Mothers of Adolescents and Adults with Autism Spectrum Disorders
di: Waisman Center University of WisconsinMadison **Data di pubblicazione:** 2012 Sep
Sito web: NCBI **Editore:** Springer ScienceBusiness Media LLC

[s112] - https://link.springer.com/article/10.1007/s10826-022-02443-6
Autore: Annie Foucreault Julie Mnard Nathalie Houlfort SarahGenevive Trpanier Genevive L Lavigne **Titolo:** How WorkFamily Guilt Involvement with Ch ildren and Spouses Support Influence Parents Life Satisfaction in a Context of WorkFamily Conflict
Data di pubblicazione: 26 September 2022 **Sito web:** SpringerLink
Editore: Springer

[s113] - https://pmc.ncbi.nlm.nih.gov/articles/PMC3593059/
Autore: Subharati Ghosh Jan S Greenberg Marsha M ailick Seltzer **Titolo:** Adaptation to a Spouses Disability by Parents of Adult Children With Mental Illness or Dev elopmental Disability
di: Brandeis University University of Wiscon sinMadison **Data di pubblicazione:** 2012 Nov 1
Sito web: National Center for Biotechnology Information **Editore:** Psychiatr Serv

[s114] - https://link.springer.com/article/10.1007/s10803-024-06471-7
Autore: Cherie C Green Jodie Smith Catherine A Bent Lacey Chetcuti Mirko Uljarevi Paul R Benson Kr istelle Hudry **Titolo:** Predictors of Change in Wellbeing and Mental Health of Parents of Autistic PreSchoolers
Data di pubblicazione: 26 July 2024 **Sito web:** Springer
Editore: Journal of Autism and Developmental Disorders

[s115] - https://www.midus.wisc.edu/findings/pdfs/2335.pdf
Autore: Katelyn F Romm Aaron Metzger Nicholas A Turiano **Titolo:** Parental Emotional Support and Health Problems: The Role of Social Support and Social Strain
di: Springer ScienceBusiness Media LLC **Data di pubblicazione:** 5 May 2021
Sito web: Midlife Development in the United States MIDUS **Editore:** Springer Nature

[s116] - https://medlineplus.gov/ency/article/007465.htm
Titolo: Health screenings for men ages 40 to 64 **di:** National Library of Medicine
Sito web: MedlinePlus

[s117] - https://www2.gov.bc.ca/gov/content/health/practitioner-professional-resources/bc-guidelines/cardiovascular-disease
Titolo: Cardiovascular Disease Primary Prevention **di:** Government of British Columbia
Data di pubblicazione: September 13 2023 **Sito web:** Government of British Columbia

[s118] - https://www.wellsense.org/hubfs/Provider/Clinical%20Care%20Guidelines/MHQP%20Adult%20Preventative%20Care%20Guidelines%202022%20Feb%208.pdf
Titolo: Adult Preventive Care Guidelines **di:** MHQP
Data di pubblicazione: 2022 **Sito web:** wellsenseorg

[s119] - https://pmc.ncbi.nlm.nih.gov/articles/PMC9987220/
Autore: Wei Li Pariya L Fazeli Ge Wang Muhammad Maqbool Victor A Del Bene Kristen Triebel Karli M Martin David Vance **Titolo:** Predictors of an Active Lifestyle in MiddleAged and Older Adults with HIV in the United States Deep South
di: University of Alabama at Birmingham **Data di pubblicazione:** 20230302
Sito web: PMC **Editore:** Dove Medical Press Limited

[s120] - https://www.healthcare.gov/preventive-care-adults/
Titolo: Preventive care benefits for adults **di:** US Department of Health Human Services
Sito web: HealthCaregov

[s121] - https://www.nj.gov/health/healthcarequality/documents/C2861--Prevention%20Quality%20Indicators%20Report%202022-for%20Web.pdf
Autore: Markos Ezra PhD Research Scientist Yong Sung Lee PhD Research Scientist **Titolo:** Prevention Quality Indicators Report 2022
di: New Jersey Department of Health **Data di pubblicazione:** May 2022
Sito web: New Jersey Department of Health

[s122] - https://www.bbcgoodfood.com/health/nutrition/eat-your-age
Autore: Jo Williams Registered nutritionist **Titolo:** What to eat for your age
di: BBC Good Food **Data di pubblicazione:** 20230920
Sito web: BBC Good Food **Editore:** Good Food

[s123] - https://womensmidlifehealthjournal.biomedcentral.com/articles/10.1186/s40695-021-00064-5
Autore: PeiLin Yang Margaret M Heitkemper Kendra J Kamp **Titolo:** Irritable bowel syndrome in midlife women: a narrative review
Data di pubblicazione: 31 May 2021 **Sito web:** Womens Midlife Health
Editore: BMC

[s124] - https://www.health.com/condition/menstruation/pms-changes-20s-30s-40s
Autore: Elizabeth Pratt **Titolo:** When Does PMS Start?
di: Health **Data di pubblicazione:** May 12 2024
Sito web: Healthcom **Editore:** Dotdash Meredith

[s125] - https://medbroadcast.com/healthfeature/gethealthfeature/your-40s-a-health-guide-for-women
Titolo: Your 40s: A Health Guide for Women **di:** MediResource Inc
Sito web: medbroadcastcom

[s126] - https://momsfirst.us/wp-content/uploads/2024/01/Moms-in-the-Workplace-Survey-2023-Final-Report.pdf
Titolo: Moms in the Workplace Survey 2023 Final Report **di:** Moms First
Data di pubblicazione: August 16 2023 **Sito web:** momsfirstus

[s127] - https://www.inhersight.com/blog/working-mom/company-support-working-moms-2024
Autore: InHerSight Partner **Titolo:** 40 Moms Answer: How Does Your Company Support You as a Working Parent?
di: InHerSight **Data di pubblicazione:** May 10 2024
Sito web: InHerSight

[s128] - https://www.financialsamurai.com/career-family-give-5-years-life/
Autore: Financial Samurai **Titolo:** Career Or Family? You Only Need To Sacrifice For 5 Years At Most
Data di pubblicazione: 09022024 **Sito web:** Financial Samurai

[s129] - https://www.ncbi.nlm.nih.gov/pmc/articles/PMC10153588/
Autore: Natalie D Pope Paula K Baldwin Allison Gibson Kirsten Smith **Titolo:** Becoming a Caregiver: Experiences of Young Adults Moving into Family Caregiving Roles
di: University of Kentucky Western Oregon University National Institute on Drug Abuse Intramural Research Program **Data di pubblicazione:** 2022 Jan 28
Sito web: NCBI **Editore:** J Adult Dev

[s130] - https://aging.ca.gov/Programs_and_Services/Family_Caregiver_Services/
Titolo: Family Caregiver Services **di:** California Department of Aging
Sito web: California Department of Aging

[s131] - https://aging.ny.gov/national-family-caregiver-support-program
Titolo: National Family Caregiver Support Program **di:** New York State Office for the Aging NYSOFA
Sito web: New York State Office for the Aging

[s132] - https://aging.ny.gov/respite
Titolo: Respite **di:** New York State Office for the Aging
Sito web: New York State Office for the Aging

[s133] - https://www.usa.gov/disability-caregiver
Titolo: Get Paid as a Caregiver **di:** US General Services Administration
Data di pubblicazione: December 2 2024 **Sito web:** USAgov

[s134] - https://www.nj.gov/humanservices/news/pressreleases/2022/approved/20201130b.html
Autore: Sarah Adelman **Titolo:** NJ Human Services Recognizes Family Caregivers During National Family Caregiving Month
di: New Jersey Department of Human Services **Data di pubblicazione:** November 30 2022
Sito web: NJgov **Editore:** New Jersey Department of Human Services

[s135] - https://pmc.ncbi.nlm.nih.gov/articles/PMC11008045/
Autore: Zila zlem Kirba Elif Odabai Akta Hava zkan **Titolo:** Validity and reliability of the Turkish version of the transition of primiparas becoming mothers scale
di: Bayburt University Atatrk University **Data di pubblicazione:** 2024 Apr 11
Sito web: PMC **Editore:** BMC Pregnancy Childbirth

[s136] - https://pmc.ncbi.nlm.nih.gov/articles/PMC9778644/
Autore: Aleksandra Bachnio Karolina KurySzyncel **Titolo:** I Am a Mother Because I Wanted toI Am a Grandmother Because Others See Me That W ayMotherhood as a Critical Life Event for Ageing Women
di: MDPI **Data di pubblicazione:** 20221207
Sito web: PMC **Editore:** MDPI Basel Switzerland

[s137] - https://synapse.koreamed.org/articles/1516078103
Autore: Woon Young Hwang Sun Yeob Choi Hae Jeong An **Titolo:** Concept analysis of transition to motherhood: a methodological study
di: Ewha Womans University **Data di pubblicazione:** 23 March 2022
Sito web: Synapse **Editore:** Korean Society of Women Health Nursing

[s138] - https://self-compassion.org/wp-content/uploads/2021/11/Kullman-et-al.-2021-Adjusting-Identities-When-Times-Change-The-Role-o.pdf
Autore: Sasha M Kullman Brittany N Semenchuk Ben jamin JI Schellenberg Laura Ceccarelli Shaelyn M Strachan **Titolo:** Adjusting Identities When Times Change: The Role of SelfCompassion
Data di pubblicazione: 2021 **Sito web:** selfcompassionorg
Editore: Human Kinetics Inc

[s139] - https://www.cdc.gov/violenceprevention/pdf/aces-prevention-resource_508.pdf
Autore: Debra E Houry MD MPH James A Mercy PhD **Titolo:** Adverse Childhood Experiences Prevention Resource for Action: A Compilation of the Best Available Evidence
di: Centers for Disease Control and Prevention **Data di pubblicazione:** 2019
Sito web: CDC **Editore:** National Center for Injury Prevention and Control Centers for Disease Control and Prevention

[s140] - https://summit.strategicparenting.com/ev/
Autore: Dr Cindy Hovington Dr Christopher Willard Aly Pain Dr Rick Hanson Dr Shefali Dr Laura Mark ham Jennifer Kolari Fareedah Shaheed Tia Slightham **Titolo:** Empowered Parents Summit 2024
di: Strategic Parenting **Data di pubblicazione:** December 23 2024
Sito web: Strategic Parenting

[s141] - https://womensmidlifehealthjournal.biomedcentral.com/articles/10.1186/s40695-018-0039-9
Autore: Annette Joan Thomas Ellen Sullivan Mitchell Nancy Fugate Woods **Titolo:** The challenges of midlife women: themes from the Seattle midlife Womens health study
Data di pubblicazione: 15 June 2018 **Sito web:** Womens Midlife Health
Editore: BMC

[s142] - https://www.gu.org/app/uploads/2023/11/GU_2023-Grandfamilies-FullReport-FINAL.pdf
Titolo: Building Resilience: Supporting Grandfamilies Mental Health Wellness **di:** Generations United
Data di pubblicazione: November 2023 **Sito web:** Generations United

[s143] - https://www.ncbi.nlm.nih.gov/pmc/articles/PMC10153588/
Autore: Natalie D Pope Paula K Baldwin Allison Gibson Kirsten Smith **Titolo:** Becoming a Caregiver: Experiences of Young Adults Moving into Family Caregiving Roles
di: University of Kentucky Western Oregon Un iversity National Institute on Drug Abuse Intramural Research Program **Data di pubblicazione:** 2022 Jan 28
Sito web: NCBI **Editore:** J Adult Dev

Fonti delle immagini

Informazioni su tutte le immagini seguenti

Nessuna delle immagini è stata modificata, è stata adattata solo la risoluzione.
Tutte le immagini mantengono la licenza originale.
Nonostante un'attenta revisione, non è possibile garantire l'accuratezza e l'attribuzione delle immagini.
Tutte le immagini utilizzate sono state impiegate in conformità con i rispettivi termini di licenza.
Nella versione eBook, le immagini sono state raccolte in collage numerati.
Tutte le immagini sono state recuperate e verificate 2025-01-08.

Licenze utilizzate

CC0	http://creativecommons.org/publicdomain/zero/1.0/deed.en
CC BY 4.0	https://creativecommons.org/licenses/by/4.0
CC BY 2.0	https://creativecommons.org/licenses/by/2.0

Crediti immagini

[i1] - 001_001_001_image_leydigzellen.jpeg
https://upload.wikimedia.org/wikipedia/commons/6/68/Histopathology_of_leydig_cell_tumor_of_the_ovary%2C_high_mag.jpg
Date: 20210511 **di:** Mikael Hggstrm
License: CC0 http:creativecommonsorgpublicdomainz ero10deeden

[i2] - 001_002_001_image_inositol.jpeg
https://upload.wikimedia.org/wikipedia/commons/1/15/Myo-inositol-from-xtal-side-3D-bs-17.png
Date: 20230318 **di:** Benjahbmm27
Artista: Ben Mills **License:** Public domain

[i3] - 001_003_001_image_invitrofertilisation.jpeg
https://upload.wikimedia.org/wikipedia/commons/1/1a/IVF_laboratory.jpg
Date: 20151117 **di:** Zina Kel
Artista: Galina Fomina **License:** CC BY 40 https:creativecommonsorglicense sby40

[i4] - 002_001_001_image_makuladegeneration.jpeg
https://upload.wikimedia.org/wikipedia/commons/2/29/Eye_disease_simulation%2C_age-related_macular_degeneration.jpg
Date: 20120126 **di:** Quibik
Artista: National Eye Institute National Institutes of Heal th **License:** Public domain

[i5] - 002_002_002_image_burnout.jpeg
https://upload.wikimedia.org/wikipedia/commons/5/5a/Occupational_Burnout_Illustration.jpg
Date: 20210902 **di:** Richardadamim
Artista: CIPHR Connect **License:** CC BY 20 https:creativecommonsorglicense sby20

[i6] - 002_002_002_image_homeoffice.jpeg
https://upload.wikimedia.org/wikipedia/commons/c/ce/Workspace_Setup.jpg
Date: 20240609 **di:** FreshDev
License: CC0 http:creativecommonsorgpublicdomainz ero10deeden

[i7] - 003_001_001_image_akupunktur.jpeg
https://upload.wikimedia.org/wikipedia/commons/0/0d/Acupuncture1-1.jpg
Date: 2 March 2007 **di:** 120
Artista: Kyle Hunter **License:** Public domain

[i8] - 004_001_001_image_aspirin.jpeg
https://upload.wikimedia.org/wikipedia/commons/3/3a/Aspirin-B-3D-balls.png
Date: 20080515 **di:** Benjahbmm27
Artista: Ben Mills **License:** Public domain

[i9] - 004_001_001_image_zahnreinigung.jpeg
https://upload.wikimedia.org/wikipedia/commons/4/4e/Dental_cleaning%2C_Guantanamo_-b.jpg
Date: 20101230 **di:** Geo Swan
Artista: Joint Task Force Guantanamo **License:** Public domain

[i10] - 004_001_002_image_calcium.jpeg
https://upload.wikimedia.org/wikipedia/commons/d/db/Naturalis_Biodiversity_Center_-_Gypsum_-_mineral.jpg
Date: 20140806 **di:** Hansmuller
Artista: Naturalis Biodiversity Center **License:** CC0 http:creativecommonsorgpublicdomainz ero10deeden

[i11] - 004_002_002_image_assistive_technologien.jpeg
https://upload.wikimedia.org/wikipedia/commons/7/72/08.11_%E7%B8%BD%E7%B5%B1%E8%A8%AA%E8%A6%96%E3%80%8C%E7%94%B0%E5%9C%92%E8%80%81%E4%BA%BA%E9%A4%8A%E8%AD%B7%E4%B8%AD%E5%BF%83%E3%80%8D_%2830107671138%29.jpg

Date:	20180811	**di:**	KOKUYO
Artista:		**License:**	CC BY 20 https:creativecommonsorglicensesby20

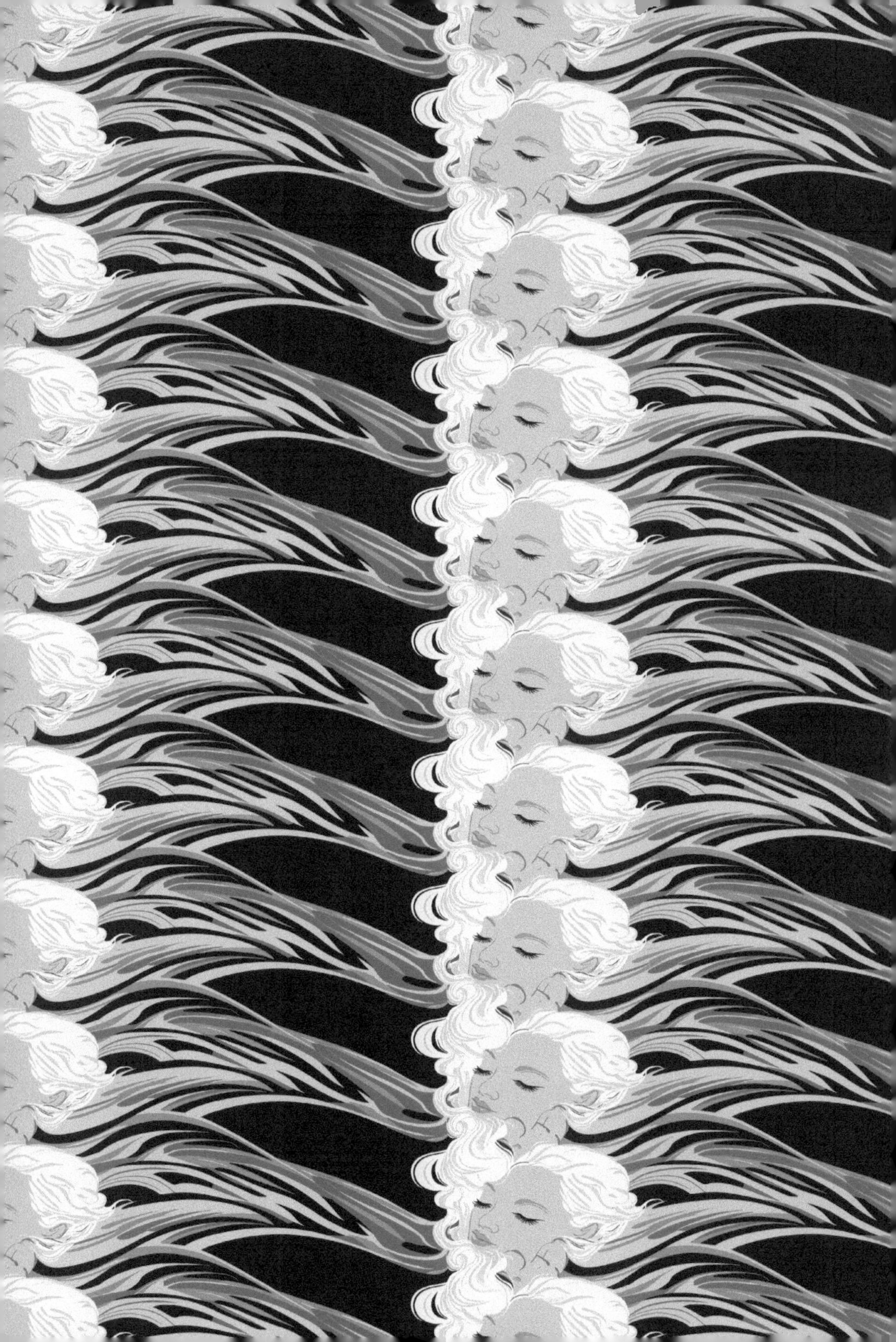

FSC
www.fsc.org
MIX
Papier | Fördert gute Waldnutzung
FSC® C083411

Kolibri 360 GmbH
Ferdinand-Jühlke-Straße 7
99095 Erfurt, Deutschland
produktsicherheit@kolibri360.de